眼 科

基础知识应知应会

Yanke Jichu Zhishi Yingzhi Yinghui

裴 惠 主编

U0396440

华南理工大学出版社
SOUTH CHINA UNIVERSITY OF TECHNOLOGY PRESS
·广州·

图书在版编目（CIP）数据

眼科基础知识应知应会 / 裴惠主编 .—广州：华南理工大学出版社，2018.11（2023.7 重印）

ISBN 978-7-5623-5837-4

Ⅰ . ①眼…　Ⅱ . ①裴…　Ⅲ . ① 眼科学 - 基本知识 Ⅳ . ① R77

中国版本图书馆 CIP 数据核字（2018）第 251957 号

眼科基础知识应知应会

裴　惠　主编

出 版 人：柯宁

出版发行：华南理工大学出版社

（广州五山华南理工大学 17 号楼，邮编 510640）

http：// hg.cb.scut.edu.cn　　E-mail：scutc13@scut.edu.cn

营销部电话：020-87113487　87111048（传真）

责任编辑：陈苑雯　庄 严

印 刷 者：广州一龙印刷有限公司

开　　本：889mm×1194mm　1/32　印张：6.25　字数：163 千

版　　次：2018 年 11 月第 1 版　2023 年 7 月第 2 次印刷

印　　数：5501～6500 册

定　　价：40.00 元

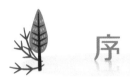

序

  进入 21 世纪，我国的眼科医疗取得了突飞猛进的发展，不少眼科新仪器得以引进、推广与应用，随之而来的是新的眼科治疗方法及新的技术层出不穷，眼科诊疗技术逐步与国际接轨，特别是我国的眼部显微手术技术，已达到了国际眼科学界的同等水平。

  为做到与时俱进，及时反映眼科学的进展，方便各医院眼科护理人员及相关行政后勤等部门工作人员快速地了解眼科新设备、新技术和新方法，学习眼科专业知识，提高业务水平，爱尔眼科医院集团医疗管理中心裴惠主任根据多年来对集团各医院培训与管理的工作经验，结合国内外最新眼科知识，组织其团队编写了《眼科基础知识应知应会》一书。

  本书集结了目前眼科最新的设备、技术和方法，提供了相关的图表、照片、插画，简练、新颖、实用，是集团多年来实施培训的经验总结，也是爱尔眼科医院集团注重全员眼科知识培训的具体体现。该书为临床相关工作人员提供了较为全面的现代眼科医学知识，将促进集团各医院眼科医疗团队与行政管理团队等工作人员的密切配合，有利于提高医院的整体服务水平，提高医疗服务质量。

鉴于此，特向眼科护理人员及相关眼科医疗管理者推荐此书。

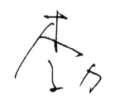

爱尔眼科医院集团全球总裁

爱尔管理学院院长

2018 年 7 月 1 日

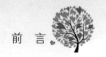

前 言

　　随着医学科学技术的快速发展，眼科医学新技术、新业务不断涌现，大量新技术、新项目应用于临床，为临床疾病的诊治提供了有力支撑，极大地促进了眼科医学技术水平的提高。但在实际工作中我们发现，相当部分工作人员，尤其是医院护理人员及行政后勤、工程设计等相关部门工作人员，感到难以全面掌握新的知识和技术，在应用和交流沟通过程中存在一些现实困难，迫切需要一本简要介绍眼科知识的手册，以便随时查阅，获取新知识，更好地指导和开展临床工作，加强医患沟通。

　　为了做好以上人员的培训，适应临床相关工作人员学习提高业务水平的需求，我们组织编写了《眼科基础知识应知应会》一书。本书参考了全国医学高等专科学校眼科学教材《眼科学》（第八版）、《全科医师眼科学手册》等内容进行编纂。全书包括6章43节，对眼的解剖与生理、眼科常用检查与治疗、眼科常见症状及眼科常见疾病等内容进行了介绍；同时强调了定期筛查与评估的重要性，并对患者及非医疗人员所关心的常见问题进行了归纳总结，还特别提供了图表、照片、插画，以作学习参考。

　　本书曾作为爱尔眼科医院集团医院筹建、管理的内部基本培训教材，得到各医院医务人员的广泛欢迎，也经常被集团外人士索取，虽然内部出版多次，仍不能满足需要。鉴于此，我们此次将本书正式出版发行，以满足读者需求。

本书在编写过程中，得到了爱尔集团领导及同仁的大力支持与帮助，在此表示衷心的感谢。

由于编写人员水平有限，难免有疏漏和不足之处，欢迎读者提出宝贵意见和建议，以便本书修订时加以改进，更好地服务大家。

编者

2018 年 7 月 1 日

目 录

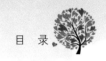

第一章

眼的解剖与生理

　　眼是视觉器官，由眼球、眼眶、眼的附属器、视路以及眼部的相关血管和神经结构组成。眼球主要由屈光系统和感光系统构成。屈光系统包括角膜、房水、晶状体和玻璃体；感光系统是视网膜。在光感应过程中，外界光能在视网膜上引起变化，这种变化会转化为电信号，经过视路传到视皮质，形成视觉信息。

　　眼球和视路完成视觉功能，眼附属器使眼球运动并对眼球起保护作用。

第一节 眼 球

　　眼球近似球形，其前面是透明的角膜，其余大部分为乳白色的巩膜，后面有视神经与颅内视路及视觉中枢连接（见图1-1）。正常人眼球前后径刚出生时约为16mm，3岁时达23mm，成年时

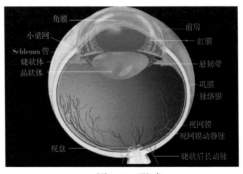

图1-1 眼球

为24mm（范围21～26mm）。眼轴过短（小于20mm），会造成远视；眼轴过长（26～29mm），会造成近视。

眼球由眼球壁和眼球内容物所组成。

一、眼球壁

眼球壁（除前部角膜外）可分为三层，外层为纤维膜，中层为葡萄膜，内层为视网膜。

1. 外层

外层主要是胶原纤维组织，由前部透明的角膜和后部乳白色的巩膜共同构成眼球完整封闭的外壁，起到保护眼内组织、维持眼球形态的作用。

（1）角膜

角膜（cornea）位于眼球前部中央，呈向前凸的横椭圆形组织结构，横径为11.5～12mm，垂直径为10.5～11mm，一般以横径来表示大小。角膜中央厚度约0.5mm，周边厚度约1.0mm。

组织学上从前向后分为（见图1-2）：①上皮细胞层（损伤后

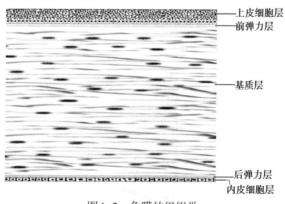

图1-2　角膜的组织学

修复较快）；②前弹力层（损伤后不能再生）；③基质层（损伤后不能再生）；④后弹力层（损伤后迅速再生）；⑤内皮细胞层（具有角膜－房水屏障功能，损伤后常引起角膜基质水肿，损伤后只能依靠扩展和移行来覆盖）。

透明性是角膜的主要特性。其外表面（空气和组织分界面）和泪膜是眼的主要折光部分，折光指数随着年龄会有小的变化，以上特性正是角膜屈光手术的基础。同时，角膜还可保护眼睛免受创伤和感染。角膜前面有一层泪液膜，有防止角膜干燥和保持角膜平滑及光学性能的作用。角膜上有丰富的感觉神经网，感觉特别敏锐，其上皮细胞受到损伤时会有明显的怕光、流泪和疼痛感。

（2）巩膜

巩膜（sclera）质地坚韧，呈乳白色，前接角膜，后部与视神经交接。巩膜表面被眼球筋膜包裹，前面又被球结膜覆盖。巩膜厚度各处不同，眼外肌附着处巩膜较薄（0.3mm），最薄处为视神经纤维穿过的筛板，此处抵抗力较弱，易受眼压的影响。

（3）角膜缘

角膜缘（limbus）是角膜和巩膜的移行区，由于透明的角膜嵌入不透明的巩膜内，并逐渐过渡到巩膜，所以在眼球表面和组织学上没有一条明确的分界线。角膜缘解剖结构上是前房角及房水引流系统的所在部位，临床上又是许多内眼手术切口的标志部位，组织学上还是角膜干细胞所在之处，因此十分重要。

角膜缘具有复杂的功能，包括营养外周角膜、促进角膜伤口愈合、参与眼表免疫监视及超敏反应等。又因其内有房水流出通道，故还参与眼内压调节。

（4）前房角

前房角（anterior chamber angle）位于周边角膜与虹膜根部的连接处，是房水排出眼球外的主要通道（见图1-3）。

2. 中层

中层为葡萄膜（uvea），又称血管膜、色素膜，富含黑

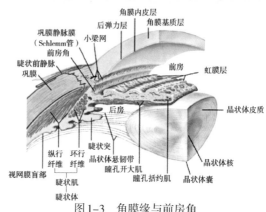

图1-3　角膜缘与前房角

色素和血管。此层由相互衔接的三部分组成，由前到后为虹膜、睫状体和脉络膜。

（1）虹膜

虹膜（iris）为一圆盘状膜，自睫状体伸展到晶状体前面，将眼球前部腔隙隔成前房与后房。虹膜悬在房水中。虹膜的中央有一2.5～4mm直径的圆孔，称为瞳孔（pupil）；距瞳孔缘约1.5mm的虹膜上有一环形齿轮状隆起，称为虹膜卷缩轮，此轮将虹膜分成瞳孔区和睫状区。虹膜与睫状体相连处称为虹膜根部，此部很薄，当眼球受挫伤时，易从睫状体上离断。虹膜有环形的瞳孔括约肌及瞳孔开大肌，可调节瞳孔的大小。瞳孔随光线的强弱而缩小或散大，这种运动称为对光反射。

虹膜调节进入眼内的光线，保证物像在视网膜上的清晰度；由于虹膜密布第 V 颅神经纤维，所以在炎症时有剧烈的头痛。

（2）睫状体

睫状体（ciliary body）为位于虹膜根部与脉络膜之间的宽

6～7mm 的环状组织。睫状体前 1/3 部较肥厚隆起称睫状冠，宽约 2mm，富含血管，其内侧表面有 70～80 个纵行放射状嵴样皱褶，称睫状突，睫状突上皮产生房水，供眼球内部组织营养及代谢；后 2/3 薄而平坦，称睫状体扁平部。扁平部与脉络膜连接处呈锯齿状，称锯齿缘，为睫状体后界。睫状体主要由睫状肌和睫状上皮细胞组成。睫状肌是平滑肌，受副交感神经支配。

（3）脉络膜

脉络膜（choroid）为葡萄膜的后部，前起锯齿缘，后止于视乳头周围，介于视网膜与巩膜之间，有丰富的血管和色素细胞，组成小叶状结构。脉络膜含有的黑色素有遮光作用，使眼球成为暗房，保证成像清晰；炎症时有淋巴细胞、浆细胞渗出，故像淋巴结一样有免疫功能。

3. 内层

内层为视网膜（retina）（见图 1-4），是一层透明的膜，位于脉络膜的内侧；是眼球壁三层膜中最里面一层，为神经组织，结构娇嫩，能接受和传导光线刺激，由两层组成，内层为感光层，外层为色素层；两层之间有潜在性的腔隙，在病理情况下可分开，而形成视网膜脱离。

视网膜后极部有一无血管凹陷区，解剖上称中心凹，临床上称为黄斑，乃由于该区含有丰富的黄色素而得名。黄斑位于视网膜内面正对视轴处，直径 1～3mm，其中央有一淡红色小凹，解剖上称中心小凹，临床上称为黄斑中心凹，是视

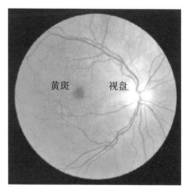

图 1-4 视网膜

网膜上视觉最敏锐的部位。黄斑区色素上皮细胞含有较多色素，因此在检眼镜下颜色较暗，中心凹处可见反光点称中心凹反射。

视盘又称视乳头，是距黄斑鼻侧约 3mm、大小约 1.5mm×1.75mm、境界清楚的、橙红色的、略呈竖椭圆形的盘状结构，是视网膜上视觉神经纤维汇集组成视神经、向视觉中枢传递穿出眼球的部位。视盘中央有小凹陷区称为视杯或杯凹。视盘上有视网膜中央动脉和静脉通过，并分支走行在视网膜上。

二、眼球内容物

眼球内容物包括房水、晶状体和玻璃体三种透明物质，是光线进入眼内到达视网膜的通路，它们与角膜一并称为眼的屈光介质。

1. 房水

房水（aqueous humor）为眼内透明液体，充满前房与后房。前房（anteriorc hamber）指角膜后面与虹膜和瞳孔区晶状体前面之间的眼球内腔，容积约 0.2mL。后房（posterior chamber）为虹膜后面、睫状体内侧、晶状体悬韧带前面和晶状体前侧面的环形间隙，容积约 0.06mL。房水总量约占眼内容积的 4%，处于动态循环中；其主要生理功能是营养角膜、晶状体及玻璃体，维持眼内压。

房水循环途径：睫状体上皮产生→后房→经瞳孔到前房→前房角小梁网→血液循环。

2. 晶状体

晶状体（lens）形如双凸透镜，位于瞳孔和虹膜后面、玻璃体前面，由晶状体悬韧带与睫状体的冠部联系固定。晶状体直径约9mm，厚度随年龄增长而缓慢增加，中央厚度一般约为4mm。

晶状体由晶状体囊和晶状体纤维所组成。晶状体囊为一层透明而具有高度弹性的囊膜。晶状体无血管，其营养主要来自房水，当晶状体囊或房水代谢发生变化时，晶状体就变浑浊而形成白内障。

晶状体富有弹性，但随年龄增长，晶状体核逐渐浓缩、增大，弹性逐渐减弱。

3. 玻璃体

玻璃体（vitreous body）为透明的胶质体，充满于玻璃体腔内，占眼球内容积的4/5，约4.5mL，无再生能力，丢失后留下的空腔则由房水填充。玻璃体前面有一凹面称玻璃体凹，以容纳晶状体，其他部分与视网膜和睫状体相贴。玻璃体前表面和晶状体后囊间呈圆环形粘连，在青少年时粘连较紧密，老年时变松弛。玻璃体中部有一光学密度较低的中央管，称 Cloquet 管，从晶状体后极至视盘前，为原始玻璃体的遗留，在胚胎时曾通过玻璃体血管。

玻璃体除有屈光作用外，主要是在内面起支撑视网膜作用，如玻璃体丢失、液化或形成机化条带，则易导致视网膜脱离。

第二节　眼眶及眼附属器

1. 眼眶

眼眶（orbit）为四边锥形的骨窝；其开口向前，锥朝向后略偏内侧，由7块骨构成，即额骨、蝶骨、筛骨、腭骨、泪骨、上颌骨和颧骨。成人眶深为40～50mm，容积为25～28mL。眼眶有四个壁：上壁、下壁、内侧壁和外侧壁。眼眶外侧壁较厚，其他三壁骨质较薄，较易受外力作用而发生骨折，鼻窦病变时可累及眶内。

在眼眶内除眼球、眼外肌、骨膜、筋膜、血管和神经等重要组织外，其余均为脂肪组织所填充，对眼球具有软垫样保护作用。

2. 眼睑

眼睑（eye lids）位于眼眶前部，覆盖于眼球表面，分上睑和下睑，其游离缘称睑缘（palpebral margin）。上、下睑缘间的裂隙称睑裂（palpebral fissure），其内外连接处分别称内眦和外眦；内眦处有肉状隆起称泪阜，为变态的皮肤组织。正常平视时睑裂高度约8mm，上睑遮盖角膜上部1～2mm。上下睑缘的内侧端各有一乳头状突起，其上有一小孔，称泪点。

眼睑从外向内分五层（见图1-5）：

①皮肤层：是人体最薄柔的皮肤之一，易形成皱褶。

②皮下组织层：为疏松结缔组织和少量脂肪。患肾病和局部炎症时，此处容易出现水肿。

③肌层：包括眼轮匝肌和提上睑肌。

④睑板层：由致密结缔组织形成的半月状结构的软骨样板，是全身最大的皮脂腺，参与泪膜的构成并对眼表面起润滑作用。

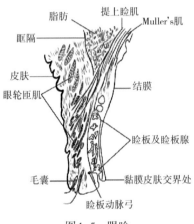

图1-5　眼睑

⑤睑结膜层：紧贴睑板后面的透明黏膜称为睑结膜。在上睑距睑缘约2mm处，有一与睑缘平行的浅沟，称睑板下沟，常为异物存留之处。

眼睑的血供：有浅部和深部两个动脉血管丛，分别来自颈外动脉的面动脉分支和颈内动脉的眼动脉分支。浅部静脉回流到颈内和颈外静脉，深部静脉最终汇入海绵窦。由于眼睑静脉没有静脉瓣，因此发生化脓性炎症时有可能蔓延到海绵窦，而导致严重的后果。

眼睑呈帘状结构，分为上睑、下睑两部分。上睑较下睑宽大。眼睑能遮盖眼眶出口，覆盖眼球前部，其主要功能是保护眼球。眼睑皮肤薄而富有弹性，以适应眼睑运动的需要。眼睑反射性的闭合动作，可以使眼球避免强光刺激和异物侵害。眼睑经常性瞬目运动，可及时去除眼球表面的尘埃或微生物，将泪液均匀地散布于角膜表面，形成泪膜，防止角膜干燥。睑缘前端长有睫毛，可以除却灰尘及减弱强烈光线的刺激。

3. 结膜

结膜（conjunctiva）是一层薄的半透明黏膜，柔软光滑且富弹性，覆盖于眼睑后面（睑结膜）、部分眼球表面（球结膜）以及睑部到球部的反折部分（穹窿结膜）。这三部分结膜形成一个以睑裂为开口的囊状间隙，称结膜囊（conjunctival sac）。

结膜负责产生泪膜的黏液成分，另外，它还有免疫防护机制，可预防眼部表面感染。

4. 泪器

泪器（lacrimal apparatus）包括泪腺和泪道两部分。

泪腺（lacrimal gland）位于眼眶前外上方的泪腺窝内，其开口位于外上穹窿结膜；其功能是产生泪液，润滑眼球表面，防止眼部细胞和组织的干燥，从而减少眼球运动时与眼睑的摩擦，因此，泪液是维持眼睛功能完成必不可少的组成部分。正常状态下泪液16小时内分泌0.5～0.6mL，如超过100倍，即使泪道正常亦会出现泪溢。当眼部遭到外来有害物质刺激时，则反射性地分泌大量泪液，以冲洗和稀释有害物质。

泪道（lacrimal passages）是泪液的排出通道，包括上下睑的泪点、泪小管，泪囊和鼻泪管（见图1-6）。

①泪点（lacrimal puncta）：位于睑缘内眦部

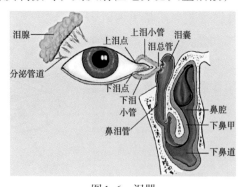

图1-6　泪器

的乳头突起处，上下各一，开口面向泪湖，直径为0.2～0.3mm。

②泪小管（lacrimal canaliculi）：连接泪点与泪囊的小管，长约8mm，起初与睑缘垂直，约1～2mm，继而转向水平方向。上下泪小管多先汇合成泪总管，再与泪囊相接。

③泪囊（lacrimal sac）：位于内眦韧带后面、泪骨的泪囊窝内，其上方为盲端，下方与鼻泪管相连接，长约10mm，宽约3mm。

④鼻泪管（nasolacrimal duct）：位于骨性鼻泪管内，上接泪囊，向下后稍外走行，开口于下鼻道，全长约18mm。

泪液排出到结膜囊后，依靠瞬目运动（眨眼）和泪小管虹吸作用，向内眦部汇集于泪湖，经泪点、泪小管、泪囊、鼻泪管而排入下鼻道，经黏膜吸收。泪液为弱碱性液体，除含有少量蛋白和无机盐外，尚含有溶菌酶和免疫球蛋白（IgA）补体系统、β溶素及乳铁蛋白，故泪液除有湿润眼球的作用外，还有清洁和杀菌作用。

5. 眼外肌

眼外肌（extraocular muscles）是司眼球运动的肌肉。每只眼的眼外肌有6条，即4条直肌和2条斜肌（见图1-7）。4条直肌为上直肌、下直肌、内直肌和外直肌，它们均起自眶尖部视神经孔周围的总腱环，向前展开越过眼球赤道部，分别附着于眼球前部的巩膜上。2条斜肌是上斜肌和下斜肌，上斜肌起自眶尖总腱环旁蝶骨体的骨膜，沿眼眶上壁向前至眶内上缘，穿过滑车向后转折，经上直肌下面到达眼球赤道部后方，附着于眼球的外上巩膜处。下斜肌起自

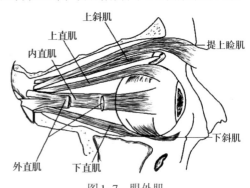

图1-7　眼外肌

眼眶下壁前内侧上颌骨眶板近泪窝处，经下直肌与眶下壁之间，向后外上伸展附着于赤道部后外侧的巩膜上。

眼外肌运动具有高度稳定性和快速精细的收缩，能保证在注视感兴趣的物体时，图像会落在黄斑上。由于各条肌肉相互配合及协调一致，故得以随时调整两眼的位置，使两眼同时集中到一个目标，从而实现双眼单视功能；如果眼外肌功能不平衡，眼球位置就会偏斜，称为斜视。

第三节 视 路

视路（visual pathway）是视觉信息从视网膜光感受器开始到大脑枕叶视中枢的传导路径。临床上通常指从视神经开始，经视交叉、视束、外侧膝状体、视放射到枕叶视中枢的神经传导通路。视神经是中枢神经系统的一部分。

由于视觉纤维在视路各段排列不同，所以在神经系统某部位发生病变或损害时对视觉纤维的损害各异，表现为特定的视野异常。因此，检出这些视野缺损的特征性改变，对中枢神经系统病变的定位诊断具有重要意义。

第四节 眼部血管和神经

血管：眼的血液供应来自眼动脉分支的视网膜中央血管系统和睫状血管系统。整个眼球除了视网膜内层及部分视神经，由视网膜中央动脉供应外，其他部分均由睫状动脉供应。

神经：眼部的神经支配丰富，与眼相关的脑神经共有6对。第Ⅱ脑神经——视神经；第Ⅲ脑神经——动眼神经，支配所有眼内肌、提上睑肌和除外直肌、上斜肌以外的眼外肌；第Ⅳ脑神经——滑车神经，支配上斜肌；第Ⅴ脑神经——三叉神经，司眼部感觉；第Ⅵ脑神经——展神经，支配外直肌；第Ⅶ脑神经——面神经，支配眼轮匝肌。第Ⅲ和第Ⅴ脑神经与自主神经在眼眶内还形成特殊的神经结构。

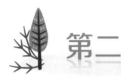

第二章

眼科常用检查与治疗

第一节　视功能检查

视功能检查包括视觉心理物理学检查（如视力、视野、色觉、光觉、暗适应、立体视觉、对比敏感度等）和视觉电生理检查两大类。

一、视力检查

视力，即视锐度（visual acuity），主要反映黄斑区的视功能。可分为远、近视力，后者为阅读视力。临床诊断及视残等级一般是以矫正视力（即验光试镜后的视力）为标准。流行病学调查中采用的日常生活视力（presenting vision），是指日常屈光状态下（平时不戴镜或戴镜，后者无论镜片度数是否合适）的视力，它反映的是受试者对视力的需求程度，是我们进行日常体检活动常用的指标之一。

（一）远视力检查

目前国内常用标准对数视力表和国际标准视力表进行远视力的检查（见图2-1）。

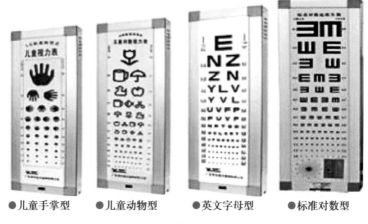

●儿童手掌型　　●儿童动物型　　●英文字母型　　●标准对数型

图2-1　各类型视力表

1. **检查步骤**

①正常远视力标准为1.0。如果在5m处连最大的视标（0.1行）也不能识别，则嘱患者逐步向视力表走近，直到识别视标为止。此时再根据公式计算：

$$视力 = \frac{被检查者与视力表距离（m）}{5m} \times 0.1$$

如：在3m处才能看清5m（0.1行）的视标，其实际视力应为 $V = 3m/5m \times 0.1 = 0.06$。

②如果走到视力表1m处仍不能识别最大的视标时，则检查指数。医生伸出手指置于患者眼前，让其辨认手指数目。检查距离从1m开始，逐渐移近，直到能正确辨认为止，并记录该距离，如"指数/30cm"。如果指数在5cm处仍不能识别，则检查眼前手动。如果眼前手动不能识别，则检查光感。在暗室中用手电照射受试眼，另眼须严密遮盖，测试患者眼前能否感觉光亮，记录"光感（light perception，LP）"或"无光感（no light perception，NLP）"；

并记录看到光亮的距离，一般到 5m 为止；对有光感者还要检查光源定位，嘱患者向前方注视不动，检查者在受试眼 1m 处，自中、上、下、左、右、左上、左下、右上、右下变换光源位置，用"+""－"表示光源定位的"阳性""阴性"。

③如果受试者远视力低于 1.0 时，须加针孔板或小孔镜检查，若视力有改进则可能是屈光不正；戴小孔镜可降低屈光不正的影响，故查小孔视力可作眼病筛查的手段；如果患者戴有眼镜应检查戴镜的矫正视力。

2. 注意事项

查视力须两眼分别进行，先右后左，可用手掌或小板遮盖另眼，但不要压迫眼球。视力表须有充足的光线照明，国际标准视力表远视力检查初始距离为 5m，近视力检查的距离为 25cm。检查者用杆指着视力表的视标，嘱受试者说出或用手势表示该视标的缺口方向，逐行检查，找出受试者的最佳辨认行。检查时，受检者每个字母辨认时间为 2～3 秒；检查时受检者头位要正，切忌歪头、眯眼或用另一只眼帮忙。

（二）近视力检查

远视力检查联合近视力检查可大致了解患者的屈光状态，例如近视眼患者，近视力检查结果好于远视力结果；老视或调节功能障碍的患者远视力正常，但近视力差；同时还可以比较正确地评估患者的活动及阅读能力，例如有些患者虽然远视力很差而且不能矫正，但如将书本移近眼前仍可阅读书写。

早期的 Jaeger 近视力表分 7 个等级，从最小的试标 J_1 到最大的试标 J_7。20 世纪 50 年代徐广第参照国际标准远视力表的标准，1.0 为 1" 角的试标，研制了标准近视力表，使远、近视力表标准一致，便于临床使用。我国卫生部于 2012 年 5 月 1 日正式颁布实施了《标准对数视力表》（GB11533—2011），其中远、近视力表每行视标左侧列小数记录值，右侧列5分记录值，使远近视力表标准达到一致（见图2-2）。

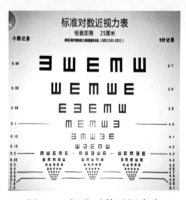

图2-2　标准对数近视力表

（三）儿童视力检查

对于小于3岁不能合作的患儿，检查视力时需耐心诱导观察。新生儿有追随光及瞳孔对光反应；1月龄婴儿有主动浏览周围目标的能力；3个月时可双眼注视手指。交替遮盖法可发现患眼，当遮盖患眼时患儿无反应，而遮盖健眼时患儿试图躲避。

目前的儿童双眼屈光快速筛查仪，使用方便、智能，能够用于6个月至12岁儿童双眼屈光状态的自动筛查（如德宝视自动验光仪，见图2-3），能够尽早较好地了解婴幼儿的屈光状态，可用于儿童屈光状态的筛查，以达到早发现、早干预的目的。

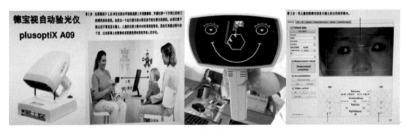

图2-3　德宝视自动验光仪

儿童双眼屈光快速筛查仪具备五大优势：

①操作智能、简易、方便。常规儿童检测都是通过视力表（灯箱）和电脑验光仪进行测试，因婴幼儿对检测视力没概念，不能配

合电脑验光仪检测，导致无法获得准确的检查结果，而该仪器解决了这些问题。

②检查智能化，结果详细准确。该仪器实现了全智能化，检查精度更高，可有效避免传统视力测试中，因孩子不认识视力表、不配合等因素导致的人为误差。

③多项检查一步完成，检查结果一目了然。检查结束后，与该仪器连接的电脑能瞬时打印出儿童的检查结果，详细记录姓名、年龄、屈光度、瞳孔间距、近视、散光、远视、弱视、斜视及早期白内障。

④双眼同时测量，省时省力。传统测量则需要逐眼测量。

⑤电脑系统瞬时建档，保存10年，伴随儿童成长。

二、视野检查

视野（visual field）是指当眼球向正前方注视不动时所见的空间范围。视野检查通过被检者对正前方注视不动时不同位置所能看到的明暗程度不同的刺激亮点的应答，得出被检者的视野情况。距注视点30°以内范围的视野称为中心视野，30°以外范围的视野称为周边视野。视野对人的工作及生活有很大的影响，视野狭小者不能驾车或从事较大范围活动的工作。世界卫生组织规定视野≤10°者，即使视力正常也属于盲。

1. 常用的视野检查法

主要有对照法、视野计检查法（包括平面视野计、弧形视野计、Goldmann视野计、自动视野计）和Amsler表（用于检查早期黄斑病变及其进展情况或测定中心、旁中心暗点）。

2. 视野检查的适应证

①视野检查对眼底病、视路和视中枢疾病的定位诊断和鉴别诊

断，对青光眼的诊断及其疾病的严重程度、进展情况和治疗效果观察都极为重要。

②适用于汽车司机、飞行员以及某些与视野相关的特种工作人员的体检。

3. 正常视野

用直径3mm的白色视标检查周边视野的正常值为：上方55°，下方70°，鼻侧60°，颞侧90°。用蓝、红、绿色视标检查，周边视野依次递减10°左右。生理盲点的中心在注视点颞侧15.5°，在水平中线下1.5°，其垂直径为7.5°±2°，横径5.5°±2°。生理盲点的大小及位置因人而稍有差异。在生理盲点的上下缘均可见到有狭窄的弱视区，为视盘附近大血管的投影（见图2-4）。

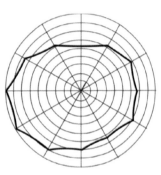

图2-4　正常视野范围（左眼）

4. 病理性视野

在视野范围内，除生理盲点外，出现其他任何暗点（scotoma）均为病理性暗点。

（1）向心性视野缩小：常见于视网膜色素变性、青光眼晚期、球后视神经炎（周围型）、周边部视网膜脉络膜炎等。

（2）偏盲：以注视点为界，视野的一半缺损称为偏盲。它对视路疾病定位诊断极为重要。

其中，同侧偏盲多为视交叉以后的病变所致；颞侧偏盲多为视交叉病变所引起，程度可不等，可从轻度颞上方视野缺损到双颞侧全盲；而扇形视野缺损则可出现以下几种情况：

①扇形尖端位于生理盲点，见于视网膜分支动脉栓塞或缺血性视盘病变；

②扇形尖端位于中心注视点为视路疾患；

③象限盲：为视放射的前部损伤；

④鼻侧阶梯：为青光眼的早期视野缺损。

（3）暗点：

①中心暗点：位于中心注视点，常见于黄斑部病变、球后视神经炎、中毒性或家族性视神经萎缩；

②弓形暗点：多为视神经纤维束的损伤，常见于青光眼、有髓神经纤维、视盘先天性缺损、视盘玻璃疣、缺血性视神经病变等；

③环形暗点：见于视网膜色素变性、青光眼等；

④生理盲点扩大：见于视盘水肿、视盘缺损、有髓神经纤维、高度近视眼。

三、视觉电生理

常用的临床视觉电生理检查包括：视网膜电图（electro-retinogram，ERG）、视觉诱发电位（visual evoked potential，VEP）和眼电图（electro-oculogram，EOG）（见图2-5）。不同视觉电生理监测方法及其波形的视觉组织结构关系如表2-1所示。

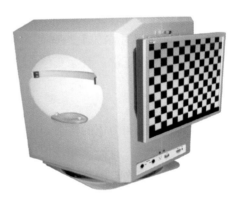

图2-5 德国多焦视觉电生理仪（北京高视远望）

表2-1 视觉组织结构与相应的电生理检查

视觉组织结构	电生理检查
光感受器	闪光 ERG 的 a 波
双极细胞、Müller 细胞	闪光 ERG 的 b 波
无长突细胞	闪光 ERG 的 OPs 波
神经节细胞	图形 ERG*
视神经及视路	VEP*
色素上皮	EOG

* 光感受器和双极细胞功能正常时。

第二节 眼部检查

一、眼附属器检查

（1）眼睑

观察有无红肿、淤血、气肿、疤痕或肿物；有无内翻或外翻；两侧睑裂是否对称、上睑提起及睑裂闭合是否正常；睫毛是否整齐、方向是否正常、有无变色、脱落，根部有无充血、鳞屑、脓痂或溃疡等。

（2）泪器

包括泪腺和泪道的检查。注意泪点有无外翻或闭塞，泪小管有无狭小或闭塞，有无炎症；泪囊区皮肤有无红肿压痛或瘘管，挤压泪囊有无分泌物自泪点溢出。对于泪溢症，可采取荧光素钠试验、泪道冲洗、X 线碘油造影或超声检查。

（3）结膜

眼睑向上下翻转，检查睑结膜及穹窿部结膜，注意其颜色，以及是否透明光滑，有无充血、水肿、乳头肥大、滤泡增生、疤痕、溃疡、睑球粘连，有无异物或分泌物潴集。

检查球结膜时，以拇指和食指将上下眼睑分开，嘱患者向上、下、左、右各方向转动眼球，观察有无充血，特别注意区分睫状充血（其部位在角膜周围）与结膜充血（其部位在球结膜周边部），有无疱疹、出血、异物、色素沉着或新生物。

（4）眼球位置及运动

注意两眼直视时角膜位置是否位于睑裂中央，高低位置是否相同，有无眼球震颤、斜视。眼球大小有无异常、有无突出或内陷；正常人眼球突出度为12～14mm，两眼差异不超过2mm，可用眼突计测量。

检查眼球运动时，嘱患者向左、右、上、下及右上、右下、左上、左下八个方向注视，以了解眼球向各方向转动有无障碍。

（5）眼眶

观察两侧眼眶是否对称，眶缘触诊有无缺损、压痛或肿物。

二、眼球前段检查

在眼科临床上最常用的眼球前段检查方法是裂隙灯活体显微镜检查法。

眼前段包括：角膜、巩膜、前房、虹膜、瞳孔、晶状体。

（1）角膜

注意角膜大小、弯曲度、透明度及表面是否光滑，有无异物、新生血管及浑浊（瘢痕或炎症），有无知觉异常，有无角膜后沉着物（keratic precipitate，KP）。可通过角膜荧光素染色确定上皮缺损的部位及范围。

角膜曲率（弯曲度）检查：目前最简单的方法是使用电脑验光仪所带的角膜曲率测量模式，测量角膜中央区约3mm直径的角膜曲率，通常用于人工晶体植入术前检查，参与人工晶体度数的测量；需要了解全角膜曲率状态时可采用角膜地形图（corneal topography）检查（见图2-6），常用于屈光手术前检查。

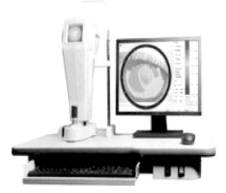

图2-6　日本 NIDEK 角膜曲率检查仪
（上海展鑫）

（2）巩膜

注意巩膜有无黄染、充血、结节及压痛。

（3）前房

注意中央与周边前房深度，双眼前房深度是否对称，房水有无闪辉、浑浊，前房内有无积血、积脓或异物等，必要时还需要检查前房角。

（4）虹膜

观察颜色、纹理，有无新生血管、色素脱落、萎缩、结节，有无与角膜前粘连、与晶状体后粘连，有无根部离断及缺损，有无震颤。

（5）瞳孔

两侧瞳孔是否等大、形圆，位置是否居中，边缘是否整齐，直接和间接对光反射，必须两侧对比检查。正常成人瞳孔在弥散自然光线下直径为2.5～4mm，幼儿及老年人稍小。检查瞳孔和各种反射对于视路及某些全身疾病的诊断有重要意义。

（6）晶状体

观察晶状体有无浑浊及浑浊程度、晶状体形态及位置有无异常。必要时需散瞳检查有无脱位。

三、裂隙灯显微镜检查

裂隙灯显微镜（slit-lampbiomicroscope）（如图2-7）由供照明的光源投射系统及供观察用的放大系统组成。用它可在强光下放大10～16倍检查眼部病变，不仅能使浅表的病变看得十分清楚，而且可以调节焦点和光源宽窄，形成光学切面，查明深部眼组织病变及其前后位置。附加前置镜、接触镜、前房角镜、三面镜，还可检查前房角、玻璃体和眼底。再配备前房深度计、压平眼压计、照相机等，其用途更为广泛。

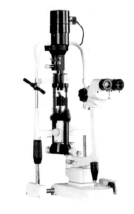

图2-7　苏州六六裂隙灯显微镜

四、眼压测量

眼压测量（tonometry）包括指测法及眼压计测量法。

（1）指测法

指测法是最简单的定性估计眼压方法，需要一定的临床实践经验。初学者可触压自己的前额、鼻尖及嘴唇，粗略感受高、中、低3种眼压。记录时以 T_n 表示眼压正常，用 T_{+1}～T_{+3} 表示眼压增高的程度，用 T_{-1}～T_{-3} 表示眼压降低的程度。

（2）眼压计测量法

眼压计有压平式（如 Goldmann 压平眼压计，见图2-8）、压陷式（如 Schiotz 眼压计，见图2-9）、非接触式眼压计（见图2-10、2-11）三类。

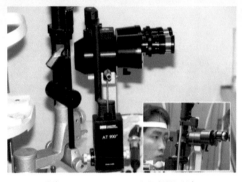

图2-8 Goldmann 压平眼压计

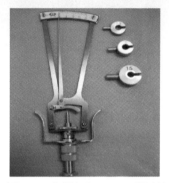

图2-9 苏州六六 Schiotz 眼压计

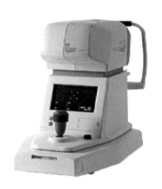

图2-10 日本 NIDEK Nt2000 非接触
式眼压测量仪

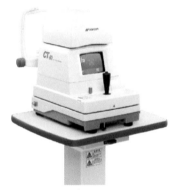

图2-11 日本 TOPCON CT-80
非接触式眼压测量仪

五、检眼镜检查

检眼镜是检查眼底的工具。检查眼底应在暗室内进行，如果要检查视网膜周边部，必须将瞳孔充分散大。常用的检眼镜检查法（ophthalmoscope）有直接和间接两种。

1. 直接检眼镜检查

所见眼底为正像，放大约16倍，检查距离近，但可见范围小。通常可不散瞳检查，若需详细检查或查看周边视网膜则应散瞳。

检查内容：视盘大小、形状（有无先天发育异常）、颜色（有无视神经萎缩）、边界（有无视盘水肿、炎症）和病理凹陷（青光眼）；视网膜血管的管径大小（是否均匀一致）、颜色、动静脉比例（正常2：3）、形态、有无搏动及动静脉交叉压迫征；黄斑部及中心凹光反射情况；视网膜有无出血、渗出、色素增生或脱失，并描述其大小形状、数量等。图2-12所示为苏州六六直接检眼镜。

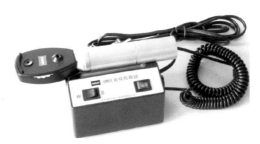

图2-12　苏州六六直接检眼镜

2. 双目间接检眼镜

间接检眼镜放大倍数小（3～4倍），所见为倒像（上下左右均相反），具有立体感，景深宽。其可见眼底范围比直接检眼镜大，能较全面地观察眼底情况。一般需散瞳检查。主要适用于：

①各类原发性、继发性视网膜脱离。

②各类眼底疾患所致的隆起不平者，如肿物、炎症、渗出和寄生虫等。

③屈光间质透明时的眼内异物，尤其是睫状体扁平部异物。

④屈光间质欠清或高度屈光不正，用直接检眼镜观察眼底困难者。图2-13所示为一种双目间接检眼镜。

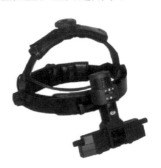

图2-13　双目间接检眼镜

六、干眼检查

1. 泪液分泌试验

泪液分泌试验（Schirmer 试验）是针对泪液分泌来检查的。正常值 10～15mm，<10mm 为低分泌，泪液分泌 <5mm 则有干眼症的可能。无眼部表面麻醉情况下，测试的是主泪腺的分泌功能；表面麻醉后检测的是副泪腺的分泌功能，观察时间均为 5min。

（1）方法：用一条 5mm×35mm 的滤纸，将一端折弯 5mm，置于下睑外侧 1/3 结膜囊内，其余部分悬垂于皮肤表面，轻闭双眼，5min 后测量滤纸被泪水渗湿的长度，如短于 5mm 则表明泪液的分泌减少。

（2）注意事项：试验前不滴任何药物；流泪被检者试验前先将眼泪擦干；试验时，被检者应坐于避风处，以免影响试验效果（见图 2-14）。

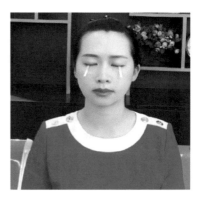

图 2-14　泪液分泌试验

2. 泪膜破裂时间（BUT）

检查方法：通过裂隙灯钴蓝色滤光片观察，在球结膜颞下方滴 0.125% 荧光素钠一滴，嘱被检者眨眼数次，使荧光素均匀分布在角膜上，再睁眼凝视前方，不得眨眼，检查者从被检者睁眼开始立即持续观察被检者角膜，同时开始计时，直到角膜上出现第一个黑斑（泪膜缺损）时为止，短于 10 s 表明泪膜不稳定。

3. 荧光素染色

方法：在灭菌的荧光条上加 1 滴或半滴氯霉素眼液，再滴入下穹窿部，嘱被检者眨眨眼即可，正常角膜不被染色，阳性提示角膜上皮缺损。有角膜上皮剥脱、浸润、溃疡等损害时，可被染为黄绿色（见图2-15）。此外，还可以用于观察泪河高度。

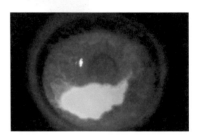

图2-15　角膜荧光素染色

4. 泪液渗透压

干眼症和接触镜佩戴者，泪液渗透压较正常人增加25mOsm/L。如大于312mOms/L，可诊断为干眼症。此项具特异性，有较高早期诊断价值。

5. 干眼仪或泪膜干涉成像仪检查

干眼仪或泪膜干涉成像仪可对泪河高度、泪膜破裂时间、睑板腺、泪膜脂质层进行非侵入性的实时检查，对确定干眼症类型（水液缺乏或脂质缺乏等）、是否存在睑板腺功能障碍极具价值，并可对干眼程度提供定量数据分析。图2-16所示为德国 OCULUS 干眼分析仪。

6. 激光共焦显微镜检查

激光共焦显微镜可活体动态无创检查角膜、结膜细胞、神经形态分布及睑板腺功能，从细胞水平评估干眼患者眼表改变，为治疗及转归提供指导。图2-17所示为 Heidellberg 激光共焦显微镜。

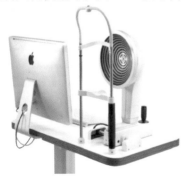

图2-16　德国 OCULUS 干眼分析仪

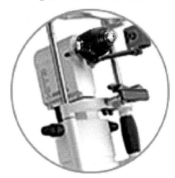

图2-17　Heidelberg 激光共焦显微镜

第三节　眼科影像检查

眼科影像检查是近年来飞速发展的一项技术。超声探查、X线计算机体层摄影及磁共振成像三大影像技术先后用于眼科临床，把眼部不透明组织用影像技术显示出来变成可见信息，使眼病尤其是眼内肿瘤和眼眶疾病的诊断达到崭新的阶段。眼底血管造影与光学相干断层扫描，可以获得眼内部组织细微结构的图像，对眼病的诊断与研究有更大的价值。

一、眼底血管造影

眼底血管造影是将造影剂从前臂静脉注入人体，利用装有特定滤光片的眼底照相机拍摄眼底血管造影及其灌注的过程，分为荧光素眼底血管造影（fundus fluorescence angiography，FFA）及吲哚菁绿血管造影（indocyanine green angiography，ICGA）两种。前者是以荧光素钠为造影剂，主要反映视网膜血管的情况，是常用的眼底血管造影方法；后者以吲哚菁绿为造影剂，反映脉络膜血管的情况，辅助前者发现早期的脉络膜新生血管、渗漏等。图2-18所示为日本TOPCON眼底血管造影仪。

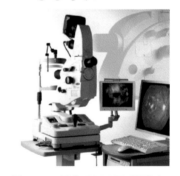

图2-18　日本TOPCON眼底血管造影仪

二、光学相干断层扫描

光学相干断层扫描（optical coherence tomography，OCT）是20

世纪90年代初期发展起来的一种新型非接触性无创光学影像诊断技术，是利用眼内不同组织对光（用830nm近红外光）的反射性的不同，经计算机处理成像，并以伪彩或灰度形式显示组织的断面结构。

OCT对黄斑部多种疾病（如水肿、裂孔、前膜、劈裂、神经上皮及色素上皮脱离、玻璃体视网膜牵拉、脉络膜新生血管等）的诊断有重要价值，也可用于青光眼的神经纤维层厚度定量测量及随诊检查。图2-19、图2-20为两种常用的光学相干断层扫描仪。

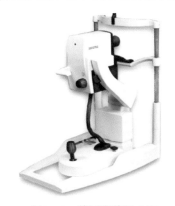
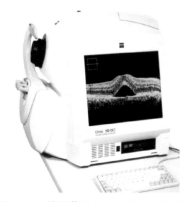

图2-19　德国海德堡OCT　　　　图2-20　德国蔡司Cirrus HD-OCT-4000

三、眼超声检查

眼超声检查包括A型、B型超声，超声生物显微镜以及彩色超声多普勒等检查。

1. A型超声检查

A型超声检查（A-scan ultrasonography）为一维图像的回声图，常用于测量眼轴，帮助白内障手术时计算人工晶体（IOL）度数以及先天性小眼球、先天性青光眼等的辅助诊断；还可用于明确眼球或眼眶内组织的回声特征；特异性 A 超检查还可用于测量角膜厚度。图 2-21 所示为一款常见的 A/B 超声检查仪。

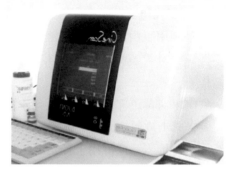

图2-21　法国光太 A/B 超声检查仪

2. B 型超声检查

B 型超声检查（B-scan ultrasonography）是由回声光点组成的二维图像，可实时动态扫描，提供病灶的位置、大小、形态及与周围组织的关系，对所探测病变获得直观、实际的印象。用于屈光间质明显浑浊时评价眼球后节的解剖结构情况，如辅助后巩膜破裂伤的诊断；明确眼球内异物及其位置、性质；评价眼内肿物的性质；评价视网膜脱离、脉络膜脱离等的范围、程度、鉴别诊断等。

3. 超声生物显微镜检查

超声生物显微镜检查（ultrasound biomicroscopy，UBM）（如图 2-22）属于 B 型超声检查的一种，不同之处在于 UBM 换能器的频谱高，一般在 40MHz 以上。因此能获得比 B 型超声分辨率更高的图像，对组织结构的观察更详尽，可获得类似低倍光学显微镜的图像特征，故可以用于揭示后房的形态，显示虹膜后睫状体病变，以及晶状体悬韧带的情况，对其进行形态学观察，了解形态结构和相互关系的变化，提供相关疾病的信息。

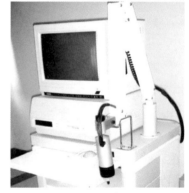

图2-22　UBM 天津索维超声生物显微镜

4. 彩色超声多普勒成像

当超声探头与被检测界面间有相对运动时会产生频移，这种现象称多普勒效应。彩色超声多普勒成像（color doppler imaging，CDI）是利用多普勒原理，将血流特征以彩色的形式叠加在 B 型超声灰阶图上。它可检测眼上静脉病变（如海绵窦瘘、眼上静脉血栓等）、眼眶静脉曲张、眼眶动静脉畸形、视网膜中央静脉阻塞、视网膜中央动脉阻塞、眼缺血综合征等。

四、角膜地形图检查

角膜地形图（corneal topography）也称为计算机辅助的角膜地形分析系统。在临床上主要用于检查圆锥角膜等所致的不规则散光、屈光手术前筛查角膜病变以及记录角膜屈光手术前后的角膜图像等（见图2-23）。

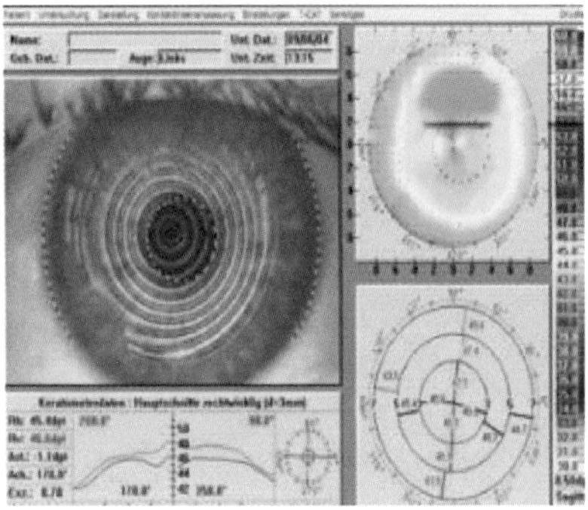

图2-23　角膜地形图

五、角膜内皮镜检查

角膜内皮镜（corneal specular microscopy）用于观察角膜内皮的状况（与角膜营养代谢密切相关），有利于角膜内皮功能的评价。主要判断指标为角膜内皮细胞密度。正常人30岁前，平均细胞密度为3000～4000 个/mm^2，50岁左右为2600～2800 个/mm^2，大于69 岁为2150～2400 个/mm^2。如果角膜内皮细胞密度低于1200 个/mm^2，提示内眼手术后发生角膜内皮细胞失代偿的概率比较高。图2-24 所示为 CEM-530 型角膜内皮镜。

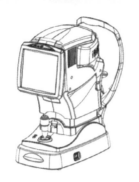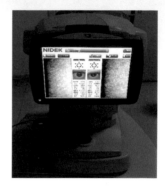

图2-24　CEM-530型角膜内皮镜

第四节　眼科其他常用设备

一、视功能检查设备

1. 综合验光组合

综合验光组合是把各种镜片，包括球镜、柱镜、三棱镜、交叉圆柱镜等集合为一体，通过旋调其上的旋钮呈现验光所需的各种镜片，避免了在普通试镜架上调换镜片的麻烦，使主观验光顺利完成。图2-25所示为日本尼德克全自动综合验光设备。

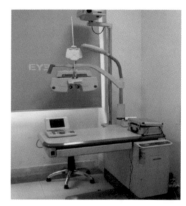

图2-25　日本尼德克全自动综合
验光设备

2. 电脑验光仪

电脑验光仪用于客观验光。它快捷方便，可迅速获得病人屈光状态的性质和范围。可提供球面、柱面屈光度和柱面轴度；含曲率测量的可测量角膜曲率。图2-26所示为日本NIDEKARK-1电脑验光仪。

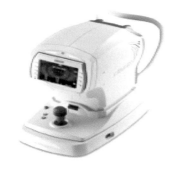

图2-26 日本NIDEKARK-1电脑验光仪

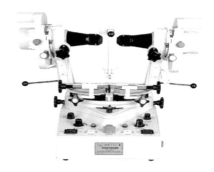

图2-27 同视机

3. 同视机

同视机（如图2-27）也叫大弱视镜，是斜视、弱视检查的最基本仪器，是从立体镜发展来的。能用来检查人眼的同时视、融像、立体视等双眼视觉功能，以及诊断主客观斜视角、异常视网膜对应、隐斜、后像、弱斜视等眼科疾病。适用于儿童远视性弱视、近视性弱视，屈光不正性弱视、屈光参差性弱视，异常视网膜对应的弱视等患者。对先天性白内障、眼球震颤及外伤性引起的弱视有很好的效果。

二、激光治疗设备

1. 泪道激光治疗仪

图2-28为一款常见的泪道激光治疗仪。

（1）原理

利用脉冲YAG激光对生物组织的瞬间高强度光热作用使组织瞬间气化，清除泪道中的阻塞物，治疗多种原因所致的泪道阻塞疾病。

（2）应用

主要用于泪小管、泪总管、鼻泪管狭窄、阻塞；慢性泪囊炎；上下泪小点阻塞；泪道重建等。

2. YAG 激光机

图 2-29 为德国蔡司 YAG 激光机。

（1）原理

利用高峰值和高重复频率使激光在极短的时间内释放，具有极强的冲击波和极低的局部热效应，有效地作用在病变部位。其具有不开刀、损伤小（不影响眼部其他正常组织）、治疗时间短、效果好、恢复快、费用低等优点。

（2）应用

主要用于后发性白内障切开、闭角型青光眼虹膜周切术等，是目前眼科临床最为常用的光切割激光器。

3. 532 激光

图 2-30 为美国 532 眼底激光治疗仪。

（1）原理

以半导体二极管为泵，激发出倍频固定激光，波长 532nm，具有组织吸收好、无痛感、伤害程度较低、治疗效果更好等优点。

（2）应用

①用于眼前后节疾病的激光光凝治

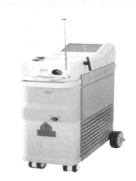

图 2-28　泪道激光治疗仪

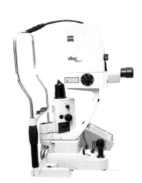

图 2-29　德国蔡司 YAG 激光机

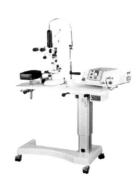

图 2-30　美国 532 眼底激光治疗仪

疗，如糖尿病视网膜病变、视网膜裂孔、视网膜脱落、视网膜中央静脉阻塞、小梁成形术、虹膜周切术。②主要用于激光缝线拆线，全视网膜光凝，中浆封渗漏点，象限光凝等。③用于糖尿病性视网膜病变、中浆静脉阻塞、视网膜脱离等。

4. 眼底氩激光

主要用于增殖性糖尿病视网膜病变、视网膜裂孔、视网膜脱落、视网膜中央静脉阻塞、小梁成形术、虹膜周切术。

5. 多波段氪激光

多波段氪激光不同波长激光临床应用范围不一。

（1）绿光

应用于增殖性糖尿病视网膜病变、视网膜裂孔、视网膜脱离、视网膜中央静脉阻塞、小梁成形术、虹膜周切术。

（2）黄光

应用于中浆、视网膜下新生血管、老年黄斑变性、血管瘤、微动脉瘤、Coats病、毛细血管扩张症以及屈光间质浑浊时的激光光凝。

（3）红光

应用于眼底出血、脉络膜血管病变、屈光间质浑浊时的激光光凝。

6. 810 激光

用于睫状体光凝术。

三、手术设备

1. 准分子激光手术系统

屈光不正主要是由于眼球前后径过长、过短，或者由于角膜和晶体的屈光过强或过弱所致，使从远处来的平行光线进入眼内经过屈光介质聚焦后的焦点，位于之前、之后或形成多个焦点，因而成像不清。眼球的屈光力主要取决于角膜（70%），而角膜屈光力主要取决于其前表面的折射力（曲率半径），因此改变角膜前表面的曲率半径以矫正眼球屈光力，不仅可行而且有效；其准分子激光系统即通过准分子激光进行角膜基质层切削，从而改变角膜曲率半径，达到矫正屈光不正。

2. 全飞秒激光近视手术系统

蔡司 VisuMax 全飞秒激光手术系统是一台既可以进行飞秒激光制瓣辅助角膜移植手术，又可以进行屈光性角膜激光手术的飞秒手术设备。其独一无二的 ReLEx Flex（角膜基质内微透镜取出术）、ReLEx Smile（小切口角膜基质内微透镜取出术）已经成功应用于临床屈光矫治手术，标志着无瓣微创屈光手术时代的来临。图2-31 所示为德国蔡司 VisuMax 全飞秒激光系统。

全飞秒 SMILE 激光手术，首先根据近视者的近视情况用飞秒激光制作一个相应厚度的角膜基质透镜和一个角膜切口。再通过角膜切口将制作好的角膜基质透镜取出，取出角膜基质透镜以后，角膜的屈光力得到了重塑，从而达到矫正近视的目的。

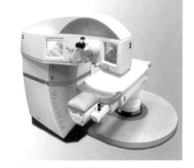

图2-31　德国蔡司 VisuMax 全飞秒激光系统

全飞秒手术的优势有：①全飞秒激光切口仅为2～4mm，是半飞秒的20%，角膜的损伤减少了30%；②全飞秒通过较小的激光能量，经高度光学系统聚焦，辅以高速发射频率，在角膜基质层制作一个均匀、光滑的基质透镜，再经微小的切口取出；③独特的三维立切割，精确度达到微米级别，对角膜的生物力学影响小；④全飞秒手术全程由一台设备一步完成，整个手术只需十几秒的时间。全飞秒手术示意图如图2-32所示。

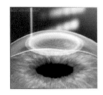 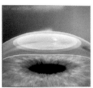 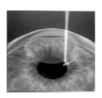 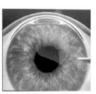

飞秒激光制作　　飞秒激光制作　　飞秒激光制作　　取出微透镜
微透镜下层　　　微透镜上层　　　微切口　　　　　完成手术

图2-32　全飞秒手术示意图

目前飞秒激光已经广泛地应用于眼科屈光手术，在手术中主要用于制作角膜瓣，以及其他角膜手术，替代了之前准分子激光手术使用的机械性角膜板层刀，俗称"半飞秒"。其最大的优势或特点是，它制作的角膜瓣厚度精确性非常高，其精确度是传统板层刀精确度的3倍，从而大大降低了手术过程中制作角膜瓣时并发症发生的概率。另外，用飞秒激光制作角膜瓣时所使用负压环的负压明显低于机械性角膜板层刀制作角膜瓣时的负压，因而，可极大地提高准分子激光治疗近视的手术安全性，是高度近视患者的一大福音。

（1）全飞秒激光近视手术的优点

①全程飞秒，减少损伤。手术过程全部由飞秒激光完成，精确、安全，对角膜神经损伤少，术后屈光稳定，确保近视患者术后安全。

②独特3D立体切削，手术更精准。VisuMax 3D立体切割技术，通过较小的激光能量和高度的光学系统聚焦，辅以高速发射频率，精确定位，切削精准，手术预测性高。

③减少感染及术后并发症。全程激光手术，有效避免了机械角膜刀引发的交叉感染，大大降低了角膜瓣并发症的风险，无干眼症

和角膜瓣移位的困扰。

④手术微创化、"无切口"。独创 ReLEx smile 无瓣微透镜取出术，通过眼内微透镜的取出调整屈光状态，真正实现手术微创化，保证术后"无切口"。

⑤治疗范围大。全飞秒激光手术采用和角膜曲率接近的弧形设计低负压吸引，不用压平角膜，使高度近视、眼底存在变性区或裂孔、角膜过陡或过平的患者也能手术。

（2）全飞秒激光手术适应人群

①患者本人有摘眼镜的需求。

②年龄在 18～50 周岁，近视度数在 1000 度以内（300～800 度之间为最佳），远视不能矫治。

③散光在 500 度以内。

④近视度数稳定，每年度数增长不超过 50 度。

⑤无其他眼科疾病，无全身严重疾病。

⑥对视觉质量和稳定性要求较高，术中配合性较好。

⑦长期参与对抗性运动的特殊职业人群。

⑧双眼屈光度不等的屈光参差者。

（3）全飞秒激光手术术前须知

①如有佩戴软性隐形眼镜，术前需要停戴 1～2 周。

②如戴硬性隐形眼镜（RGP、MCT），术前最好停戴 1～3 个月。

③手术期间应选择在身体健康期，如遇发烧、重感冒等特殊情况，请另定手术日期。

④手术当天请吃早餐，不要化妆，用洗面奶或香皂洗脸，去除面部油脂。

⑤不要使用发胶、摩丝、香水等带有刺激性气味的护肤、护

发品。

⑥手术前晚做好个人卫生（洗头、洗澡）。

⑦手术当天不要自己开车或者骑车到院。

（4）全飞秒激光手术术后注意事项

①术后数日内睡觉需佩戴保护眼罩，不能揉眼睛，遵医嘱用药，定期复查。

②术后1周内洗澡洗头时请注意不要把脏水弄到眼睛里。

③术后10天内饮食尽量清淡，术后2周内尽量少吸烟，术后3个月内不宜饮酒。

④术后3个月内尽量避免长时间地看电视、电脑。

⑤阅读45分钟左右需休息5～10分钟，远眺或闭眼休息，循环往复。

⑥1个月内避免使用眼部化妆品，例如睫毛膏、眼影等。

⑦1个月不游泳，半年不潜水（半飞秒手术后需要半年不游泳，一年不潜水）。

（5）全飞秒的SMILE与其他手术的对比（见表2-2）

表2-2　全飞秒、半飞秒与准分子手术的对比

名称	全飞秒	半飞秒	准分子
技术特点	全球飞秒技术巅峰。SMILE透镜分离无需制作角膜瓣，切口比传统飞秒减小80%，完全保持角膜生物力学稳定性和表面张力。整个手术全部由飞秒激光完成，无需联合准分子激光进行切削。独有"透镜取出原理"使精准性更高。手术一步完成，术中舒适度更好，术后预测性高，视力更稳定	使用飞秒激光制作角膜瓣，手术全程"无刀"，角膜制作更加精准、切面更加光滑，手术过程更舒适、安全，术后效果佳	准分子激光基本手术方式，使用常规板层刀制作角膜瓣

续上表

名称	全飞秒	半飞秒	准分子
制作角瓣膜精准度	无需制作角膜瓣，重新塑造新视力，避免制作角膜瓣造成的所有影响（角膜移位、干眼症等）	根据个人定制角膜瓣，精确度是角膜板层刀制作的数倍以上	使用角膜板层刀制作角膜瓣，其精准度比较理想
对象要求	18岁以上，50岁以下，需经过严格的系统检查后，才可制定最佳矫正方案	18～50岁，近视900度以下，远视500度以下，散光500度以下，眼角膜厚度大于500μm	18～50岁，近视900度以下。无眼部疾病，屈光度数稳定两年以上，眼角膜厚度大于500μm

3. 超声乳化仪

许多种原因如老化、遗传、局部营养障碍、免疫与代谢异常、外伤、中毒、辐射等，都能引起晶状体代谢紊乱，导致晶状体蛋白质变性而发生浑浊，称为白内障。

超声乳化仪（图2-33、图2-34）用于白内障手术时晶状体的超声乳化和清除。白内障超声乳化与传统白内障手术方式相比，具有更好的手术效果，已成为目前国际上公认的最为先进、可靠的白内障治疗方法之一。其特点如下：

①视力恢复更好，术后反应更轻。

②术后散光小，且更利于矫正或控制术后散光。

③手术时间短，切口小，疼痛轻，光损伤减少。

④手术创伤小，术后恢复快，术后用药剂量小，时间短。

⑤手术控制更好，安全性提高，并发症减少，术中易于维持前房深度，使发生后囊损伤、皮质残余的概率下降，人工晶体植入更为安全、可靠。

⑥无须等待白内障成熟才能施行手术，避免了在漫长的等待过程中的种种不便与痛苦，提高了患者的生活质量。

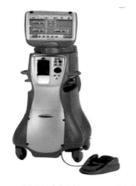

图2-33　美国爱尔康 infiniti 超声乳化仪

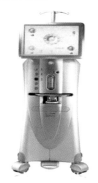

图2-34　美国博士伦 STELLARIS 超声乳化仪

4. 飞秒激光白内障手术系统

飞秒激光辅助白内障超声乳化手术，是利用飞秒激光代替医生手工角膜切口、囊膜切开、劈核、碎核，整个过程都由电脑控制，而手术后半部分——前囊膜移除、进一步的超声乳化、吸出晶状体、植入人工晶体，仍需要手术医师手工操作完成。

这种创新的手术方式使得眼科医生能够采用飞秒激光（无刀）完成白内障手术中最具有挑战性的精细步骤，这是一个优秀的眼科医生倾其一生想要努力达到的完美境界。白内障手术治疗系统引入飞秒激光是广大白内障患者的福音，显著提升了白内障患者手术的安全性。图2-35 所示为美国爱尔康 LenSx 飞秒激光白内障手术系统。

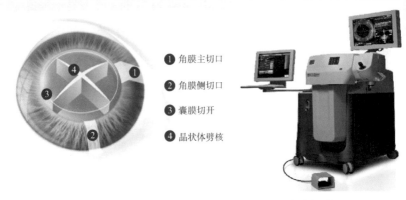

① 角膜主切口
② 角膜侧切口
③ 囊膜切开
④ 晶状体劈核

图2-35　美国爱尔康 LenSx 飞秒激光白内障手术系统

飞秒白内障手术的优势：①安全性高。飞秒激光的应用，把手术的安全性和成功率提到了一个新的高度，规避了人工撕囊的不精准或失败的风险。②手术创伤小。通过激光瞬间劈开浑浊的晶状体（即白内障），在对眼睛几乎没有损伤的情况下准确无误地完成劈开浑浊晶状体的过程，约5min 即可完成手术，减少了手术创伤，术后恢复得更快。③矫治散光。由于飞秒激光可以更加准确地制造切口并撕囊，使其光滑平整，可以利用飞秒激光直接去除患者部分散光问题。④高清视觉。以往白内障患者对术后视觉的要求往往仅限于视力的提高，而现在人们对术后视觉的要求也逐步提升。飞秒白内障手术系统是电脑数字化控制，可以达到零误差，术后获得更加完美的视觉质量。

5. 眼内窥镜系统

眼内窥镜下23G、25G、27G 玻切术是目前最先进的玻璃体切割手术，该技术已成为治疗外伤、瘢痕引起的角膜浑浊的眼底病患者的"神兵利器"。爱尔眼科率先引进并开展该技术。图2-36 为德国 Polydiagnost 眼内窥镜系统。

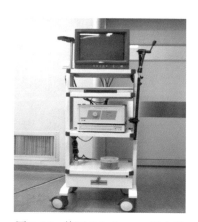

图2-36 德国 Polydiagnost 眼内窥
镜系统

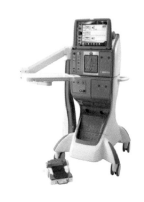

图2-37 爱尔康 Constellation 高
速玻切机

6. Alcon Constellation 高速玻切机

Alcon Constellation 高速玻切机（图2-37）是目前玻切速率较快、科技含量较高、患者术后效果较好的玻璃体切除前后一体设备；其最大优点是能将眼压稳定控制在医生需要的范围内，提高患者手术耐受力，确保手术顺利完成，被业内誉为"新一代玻切设备的金标准"。且其手术时间更短、视觉质量更好、术后恢复更快，故成为常规治疗眼底病的"神兵利器"。目前该设备广泛应用于临床玻璃体视网膜手术、微创玻璃体手术。

7. 其他常用设备

① ALCON Accurus 800 超乳玻切一体化手术系统（图2- 38），专用于23G 及25G 玻切手术。

②非接触广角手术观察系统。由装在手术显微镜上的立体对角转换器和双目间接眼底显微镜组成。图2-39 所示为德国 BIOM 非接触广角手术观察系统。

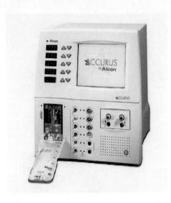

图2-38　ALCON Accurus 800 超
乳玻切一体化手术系统

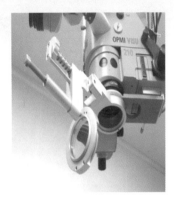

图2-39　德国 BIOM 非接触广
角手术观察系统

③手术显微镜。用于显微手术的观察，为手术医生提供一个清晰、放大、带立体感的手术区域和照明。图2-40所示为德国蔡司手术显微镜。

④超微创鼻内窥镜系统（见图2-41），主要用于泪道鼻腔手术。

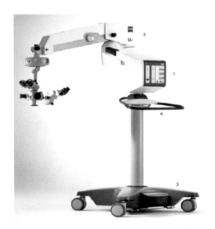

图2-40　德国蔡司手术显微镜

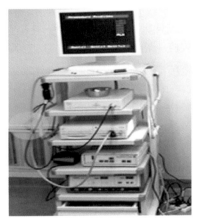

图2-41　超微创鼻内窥镜系统

⑤冷冻治疗仪。用于多种眼疾的冷冻治疗，如视网膜剥离、新生血管、青光眼等。

⑥ UPS 不间断电源。为精密设备仪器提供稳定、不间断的电力供给，保证手术的顺利完成。

四、全身常规检查设备

常规检查设备主要用于血常规、凝血功能及肝、肾功能检查，以了解病人是否适合手术，避免手术并发症的发生和手术的刺激诱发或加重全身疾病。通过对病人的全身健康情况进行评估，排除手术禁忌证，提醒医生考虑手术是否对病人身体状况产生不良的影响。

主要设备有心电图机、生化分析仪、血球计数仪、尿液分析仪、电解质分析仪、血凝仪等。

第五节　眼科常用眼药剂型

视觉器官是机体的重要感觉器官之一，但由于眼部存在血眼屏障（包括血房水屏障和血视网膜屏障）等特殊的组织解剖结构，大多数眼病的有效药物治疗是局部给药。下面介绍常用眼药剂型与给药方式。

1. 滴眼液

滴眼液是最常用的眼药剂型，通常滴入结膜囊内，滴药后按压泪囊部以及闭目休息数分钟，增加眼部吸收和减少全身吸收。

2. 眼膏

眼膏是指药物与适宜的基质制成供眼用的无菌软膏剂。眼膏比滴眼液在结膜囊内保留的时间长，为长效制剂。同时，更能减轻眼睑对眼球的摩擦，有助于角膜损伤的愈合。缺点是具有油腻感，且会使视力模糊，故一般用于夜间休息时。

3. 眼用凝胶

眼用凝胶是介于眼液和眼膏之间的半液体状剂型，可以增加药物在眼局部的停留时间，增加药物吸收量，保持局部药物浓度，从而提高治疗效果。一般白天也可使用，有短时间的视力模糊。

4. 眼用药片

某些药物的水溶液极不稳定，故可将滴眼液中不稳定的主药和某些赋形剂压成药片状，临用时投入溶液，形成滴眼液，如利福平眼液。

5. 眼用注射液

眼用注射液是用于眼周组织（包括球结膜下、筋膜下）及球后注射的药液，还可用于眼内注射，包括前房注射、前房冲洗液、玻璃体内注射、玻璃体灌洗等。

第六节　眼科常用治疗操作

一、滴眼药技术

滴眼药技术是指将眼液滴入患者结膜囊内的技术。

1. 适应证

①眼病患者手术前、手术后预防感染。

②治疗眼部疾患。

③眼部检查前需要滴用表面麻醉药或散瞳药等药物时。

2. 禁忌证

①有明确的相关药物过敏史。

②有明确的适用范围。

3. 滴眼药的正确方法

①滴前先洗手（卫生洗手法）。

②认真查对（药物的名称、浓度、有效期及性质、眼别等）。

③采取正确姿势（取舒适坐、卧位）。

④滴眼药的部位：滴入下穹窿结膜囊内（见图2-42），切勿滴在角膜上，除非是角膜营养剂或修复剂。

⑤滴眼液后轻轻闭眼休息2～3min。

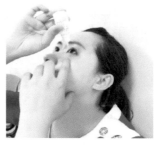

图2-42　滴眼液

4. 注意事项

①滴药前认真做好"三查八对"。

②滴药时，瓶口与眼睑的距离应为1.5～2cm，避免触及眼睑和睫毛，以防污染。

③滴药时，切忌将药液直接滴至角膜上。

④对于溢出的药液应立即拭去，以免患者不适或流入耳内、口腔内。

⑤某些药物，如散瞳药、β受体阻断剂，滴用后需压迫泪囊部3min，可减少药液经泪道进入鼻黏膜液被吸收引起的中毒反应。

⑥如同时滴用多种药物，两药间隔应在5min以上。

⑦使用滴眼液的顺序依次为：水溶性→悬浊性→油性。先滴刺激性弱的药物，再滴刺激性强的药物。

⑧角膜溃疡、角膜裂伤者，滴药时勿给眼球施加压力。

⑨若双眼用药，先滴健眼，后滴患眼。

⑩若为传染性眼病患者，需要实行眼药隔离，用过的敷料应立

即丢弃于感染性医疗废物桶内，用物要浸泡消毒。

二、涂眼药膏技术

1. 目的

使药物在结膜囊内停留时间较长，药物持续作用较持久。一般用于手术后、眼睑闭合不全及眼前段疾病等。

2. 用物

眼药膏、灭菌棉签或灭菌圆头玻璃棒。

3. 方法

先将管口的少量眼膏挤出丢弃，再将眼膏直接挤入下结膜囊内；依据不同的目的挤入不同的剂量。

4. 注意事项

眼膏的管口应距睑缘有适当的距离，避免触及睑缘或睫毛造成污染；治疗睑缘炎时应将眼膏同时涂于睑缘部；涂眼膏时要注意勿将睫毛卷入结膜囊内，以免刺伤角膜；如使用玻璃棒，要仔细检查玻棒是否完好。

三、泪道冲洗技术

1. 适应证

①用于泪道疾病的诊断和治疗。

②内眼手术前常规清洁。

③泪道手术前、后的常规冲洗。

④治疗慢性泪囊炎、溢泪患儿。

2. 用物

注射器、泪道冲洗针头、泪点扩张器、弯盘或受水器、表面麻醉剂、抗生素眼液、生理盐水、灭菌棉球或纱布等。

3．操作方法

①让患者取坐位或卧位，点1滴表面麻醉剂在内眦部，嘱患者闭眼休息片刻，准备好棉球或纱布；

②操作者左手拉开下睑露出泪小点，右手持装有生理盐水或抗生素的注射器，先将冲洗针头垂直插入泪点1～1.5mm，再转向鼻侧水平向内伸入5～6mm注入冲洗液；

③若冲洗液顺利进入鼻腔或咽喉部者表示泪道通畅，否则为泪道狭窄或阻塞。若有黏液或脓液自上泪点流出，则为慢性泪囊炎。

4．注意事项

①泪点狭小者，先用泪点扩张器扩大泪点，再进行冲洗。

②若进针遇有阻力，可能是泪道阻塞或进针方向不准确，切不可猛力推进，以免刺破泪道或将冲洗液误入注皮下。

③注入冲洗液时，如出现皮下肿胀，为误入皮下，应停止冲洗，酌情给予抗感染眼液。

④在给婴幼儿冲洗时，必须将头部妥善固定以保安全，冲洗时，应采取头侧位，以免冲洗液误吸，引起呛咳或肺部炎症。

四、结膜囊冲洗技术

1．适应证

①结膜囊内有大量分泌物、粉尘异物及颗粒状异物等。

②眼部酸、碱烧伤等。

③眼部手术前的常规清洁。

2．用物

冲洗用液体和药品、输液器或洗眼壶、受水器或弯盘、灭菌棉签、棉球或纱布、碘伏或75%酒精消毒液、长方形毛巾。

3. 方法

为冲洗眼滴表面麻醉剂1～2滴，嘱患者取坐位或仰卧位，头略向患侧偏斜，令患者手托受水器；先让患者闭眼，操作者用2根棉签反复冲洗睫毛根部及周围皮肤，再让患者睁眼，同时以棉签协助睁眼冲洗上下结膜囊，并让患者左右转动眼球冲洗，必要时翻转眼睑冲洗；冲洗结束用干棉签擦干眼周液体，取下受水器，倒掉里面的液体。

4. 注意事项

①洗眼时，要防止洗眼壶或输液器乳头触及眼睑、睫毛，以免造成污染。

②洗眼壶或输液器乳头冲洗时不宜过高或过低。

③对角膜裂伤或角膜溃疡的眼球，冲洗时勿施加压力，以防眼内容物脱出。

④角膜的感觉极为敏感，冲洗的水流切勿直接冲于角膜上。

⑤冲洗传染性眼病的用具用后应彻底消毒。

⑥冲洗液应保持适宜的温度，一般以35～40℃为宜。手术前常规准备，冲洗一只眼的冲洗液不少于150mL。

⑦大量集中冲洗者，如手术前的术前准备，可用输液瓶代替洗眼壶，可有效地提高冲洗的频率。方法为将输液瓶连接输液管，保持输液器乳头处于无菌状态，使用输液管上的液体控制阀控制水流的大小。

⑧冲洗时注意不要将冲洗液溅出弄湿患者衣服或床单。

⑨冲洗时冲洗液不可溅入患者健眼和医务人员的眼内。

⑩洗眼壶应每日消毒，使用一次性灭菌输液器应4h更换一次。

五、结膜结石剔除技术

1. 适应证

眼睑结膜结石突出于结膜表面，容易引起角膜擦伤的患者。

2. 禁忌证

结膜急性炎症者。

3. 注意事项

①对于未突出结膜表面的结石可不必处理。

②操作时将一次性针头斜面向上，纵行挑开结膜上的结石，以减少出血。

③结石多而成堆时，只剔出大而突出的，可不一次取净，尽量减少对结膜的损伤。

六、眼球表面异物取出技术（结膜异物取出技术）

1. 适应证

进入结膜内的各种异物。

2. 禁忌证

无明确禁忌证。

3. 注意事项

①取异物时针尖不可刺入过深，以免刺伤巩膜。

②异物多且在皱褶处时，应用大量生理盐水反复冲洗结膜囊。

③当日进入眼内的铁质异物应尽量取净，否则次日便会留有铁锈环，较难取出。

④如留有铁锈环，可在3～4日后再行取出。

七、眼部球结膜下注射技术

1. 适应证

需要通过结膜给药进行治疗时。

2. 禁忌证

①有明显的出血倾向者。

②眼球有明显的穿通伤口，而未进行缝合者。

3. 注意事项

①注射时嘱患者头部和眼球不要转动，以防刺伤眼球，对眼球震颤不能固视者，可用无菌镊固定眼球后再作注射。

②多次注射者，应更换注射部位。

③注射时，针头不能朝向角膜或距离角膜缘过近，针尖应斜面向上，避开血管。

④结膜下注射时可能会伤及结膜血管，引起结膜下出血，应做好相关宣教。

⑤注射时不要用力过猛，尽量避开血管，避免损伤巩膜。

八、颞浅动脉旁皮下注射技术

1. 适应证

缺血性视神经、视网膜、脉络膜病变。

2. 禁忌证

因神经因素或全身状况不能接受此项治疗者。

3. 注意事项

①推药速度不可过快。

②青光眼、心房颤动的患者慎用。

九、眼睑皮肤缝线拆除技术

1. 适应证

眼部皮肤有缝线的患者。

2. 禁忌证

未到拆线日期或者伤口未完全愈合者。

3. 注意事项

①皮肤缝线拆除后嘱患者24h之内不要沾水，以免感染。

②如伤口结痂将缝线粘住，应先以生理盐水棉块浸润后再拆除缝线。

③拆线后皮肤有结痂者，嘱患者不要强行揭掉，应让其自行脱落，以免遗留瘢痕。

十、眼部遮盖及绷带包扎技术（眼垫遮盖技术）

1. 适应证

①保护患眼，杜绝外界光线进入眼内，减轻对患眼的刺激和减少细菌侵袭，让患眼得到充分休息。

②手术、外伤后保持局部清洁，避免感染，促进伤口愈合。

③预防或治疗弱视。

④新发视网膜脱离术前遮盖，为促使视网膜部分复位。

⑤眼睑闭合不全、角膜暴露，为避免角膜干燥、预防感染、保护眼球，可暂时用眼垫遮盖。

2. 禁忌证

无明确禁忌证。

3. 注意事项

①急性结膜炎或眼部分泌物较多时不宜遮盖，以免局部温度增高促进细菌繁殖，且不利于分泌物排出。

②涂眼膏时，检查是否有睫毛被压向睑裂内，刺激角膜，防止角膜上皮擦伤和疼痛不适。

③单眼覆盖眼垫后，仅有单眼视野，同时双眼单视功能消失，故应嘱患者不宜做精细及其他需立体视觉的工作和活动。

④小儿单眼遮盖过久，可能出现弱视现象。

十一、睑板腺按摩技术

1. 适应证

睑板腺阻塞患者。

2. 禁忌证

无明确禁忌证。

3. 注意事项

睑板腺按摩后，告知患者半小时之内不要揉眼，以免引起角膜内皮擦伤。

十二、干眼症治疗技术

1. 干眼治疗

干眼治疗包括两方面，即消除病因和缓解症状。干眼可由多种因素引起，如全身性疾病、生活和工作环境、长期使用某些药物和化妆品等。消除引起干眼的原因是最佳治疗方法。然而，对大多数患者，缓解症状仍然是治疗的主要目标。而且，干眼的类型不同，治疗方法也不尽相同。因此强调，应综合分析病情，个性化治疗干眼。治疗方法包括：非药物治疗、药物治疗、手术治疗。医生首先应检查出病因，再根据患者的干眼类型给予针对性治疗，比如可以植入泪小点栓子、佩戴绷带片、手术治疗、佩戴干眼湿房镜、按疗程使用睑板腺按摩，甚至可多种方案联合治疗。仅使用眼药水是治疗不了干眼的。

2. 常规治疗方式

（1）一般治疗

①日常疏导、建立治疗信心。

②物理治疗：热敷、雾化、睑板腺按摩（见图2-43～图2-45）。

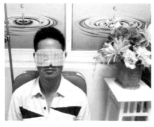

图2-43 眼局部热敷

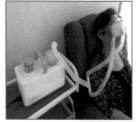

图2-44 眼局部雾化

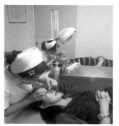

图2-45 睑板腺按摩

③IPL强脉冲光干眼治疗仪（见图2-46）治疗，这是一种安全、舒适的精准治疗。

④戴硅胶眼罩和干眼湿房镜。

（2）药物治疗

①补充人工泪液。

②抗炎治疗。

③促进泪液分泌。

（3）手术治疗

①泪小点栓子植入术保存泪液（适用于泪液缺乏型干眼）。

图2-46 IPL强脉冲光干眼治疗仪

②软性角膜接触镜植入（适用于角膜上皮损伤导致的丝状角膜炎及伴有全身疾病的重症干眼症等）。

③肉毒杆菌注射术（用于眼睑痉挛导致的干眼）。

④结膜松弛矫正术（用于结膜堆积过多导致的泪液动力学异常的干眼等）。

⑤其他手术方法。

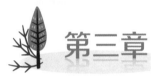

眼科常见症状

第一节　视力障碍

一、视力减退

视力减退，一般是指中心视力减退。正常视力一般在 1.0 以上。一过性视力减退一般24h 内可恢复，常见的原因有直立性低血压、视网膜中央动脉痉挛等。视力突然减退不伴有眼痛，常见于视网膜动脉或静脉阻塞、缺血性视神经病变、玻璃体积血、视网膜脱离等疾病。视力突然减退伴有眼痛，常见于急性闭角型青光眼、葡萄膜炎（最常见的为前葡萄膜炎、虹膜睫状体炎）、角膜炎等。视力减退不伴眼痛，常见于屈光不正、开角型青光眼等。视力减退而眼底正常，常见于球后视神经炎等疾病。

1. 急性持续性视力下降

急性持续视力下降超过1h 应急诊处理。引起急性持续性视力下降的疾病症状、体征和病情的危急程度情况比较见表3–1。

表3-1　急性持续性视力下降的疾病症状、体征和病情的危急程度情况对照表

疾病	疼痛	红眼	相对传入性瞳孔障碍	检眼镜所见	治疗紧急程度
角膜炎	＋	＋	－	－	立即
急性闭角型青光眼	＋	＋	＋／－	－	立即
眼内炎	＋	＋／－	－	红光反射减弱	立即
视网膜或玻璃体出血	－	－	－	红光反射减弱（如果视网膜广泛出血）	及时
视网膜脱离	－	－	＋／－	视网膜脱离	立即
急性黄斑病变	－	－	－	黄斑色泽改变	及时
视网膜动脉阻塞	－	－	＋	樱桃红点	立即
视网膜静脉阻塞	－	－	＋／－	视网膜出血	及时
视神经炎	＋	－	＋	＋／－视盘肿胀	及时
缺血性视神经病变	－	－	＋	视盘肿胀	立即
视皮质梗死	－	－	－	－	及时
精神心理疾病	＋／－	－	－	－	不必紧急处理

2. 慢性进行性视力下降

慢性进行性视力下降可由于屈光不正、屈光间质（角膜、晶体、玻璃体）浑浊、青光眼、视神经萎缩或从视网膜到视皮质的视路损伤所致，有些患者则可能是精神心理疾病引起的。其中，单眼慢性进行性视力下降常被患者忽略。

3. 突然近视

常见于糖尿病、睫状肌痉挛等。

4. 一过性视力丧失

一过性视力丧失是指单眼或双眼的视力下降持续时间小于1天。多数情况下持续数秒钟或数分钟，通常是由于偏头痛或者是眼部或视皮质暂时性缺血所致。因此，需要鉴别视力丧失是由于偏头痛还是缺血引起，以及眼部缺血是眼球局部因素，还是全身因素所致。此外还可见于颅内压增高，常有视乳头水肿（见图3-1），视神经炎或视网膜中央动脉痉挛等。

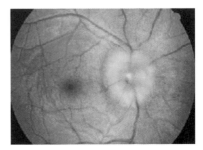

图3-1　眼底照片——视乳头水肿

二、远视力不清

远视力不清常见于屈光不正、白内障、黄斑变性、视网膜视神经中毒反应等。暂时性视物模糊，常疑为脑或视网膜血管痉挛所致。

三、近视力不清

年龄在40岁以下者可能由远视、散光所致；年龄在40～45岁，原来远、近视力都正常者，近视力不清常为老视所致。45岁以下近视力突然减退，可能由高血糖（糖尿病）、青光眼、交感性眼炎等引起。此外屈光不正、瞳孔不等大、屈光参差、核性白内障等也可引起此症。

四、中心视力不清或有暗点

中心视力不清或有暗点常见于球后视神经炎、视路疾病、黄斑部病变、弱视等。图3-2所示为视野暗点模拟图。

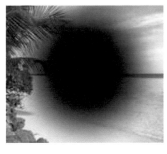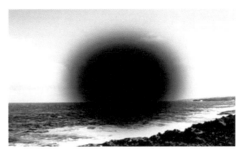

图3-2　视野暗点模拟图

五、昼盲

昼盲多发于有中心暗点并伴有弱视的患者，见于角膜中央部、晶状体核有浑浊者。

六、夜盲

夜盲是指在暗环境下或夜晚，视力很差或完全看不见东西。见于视网膜色素变性、视神经萎缩、弥漫性视网膜脉络膜炎、进行性青光眼视野收缩明显者、维生素 A 缺乏症等。造成夜盲的根本原因是视网膜上的视杆细胞缺乏合成视紫红质的原料或视杆细胞本身的病变。概括起来有三个方面，分别是暂时性夜盲、后天性夜盲及先天性夜盲。

1. 暂时性夜盲

暂时性夜盲是由于缺乏维生素 A 导致没有合成视紫红质的原料所造成的。这种夜盲是暂时性的，只要多吃猪肝、胡萝卜、鱼肝油等，补充维生素 A，很快就会痊愈。

2. 后天性夜盲

后天性夜盲往往是由视网膜上的视杆细胞营养不良或本身的病变引起的，常见于弥漫性脉络膜炎、广泛的脉络膜缺血萎缩等。这种夜盲随着有效的治疗、疾病的痊愈而逐渐改善。

3. 先天性夜盲

先天性夜盲是一种先天遗传性眼病，如视网膜色素变性、视杆细胞发育不良等，因为失去了合成视紫红质的功能，所以才会发生夜盲。这种夜盲往往很难改善。

七、复视

看东西时有双影，在医学上叫复视。如果只是偶尔看物体有双影，这不是什么问题，但是如果在 1 个月内多次出现，就是复视的表现了。

复视可以分为双眼复视和单眼复视。双眼复视大多数情况是出现了眼肌麻痹，且伴有斜视，叫做麻痹性斜视。若为双眼复视，则用手捂住一只眼即可以恢复正常。于是，为了避免复视，常常要给一只眼戴眼罩。

眼部炎症、眼或脑的肿瘤、肌无力、糖尿病、外伤以及神经系统异常等都可能造成双眼复视。因此，早期治疗原发病很重要。特别是老年人因单眼白内障或弱视而长时间不用眼，就会出现双眼复视。因此，患白内障后应该及时手术。

单眼复视就是一只眼看东西时也出现双影。可能由散光、外伤、虹膜切除、晶状体异位、进展期白内障等引起。散光可以用眼镜矫正，虹膜和晶状体的问题可以用药物或手术治疗。

总之，出现复视说明眼部可能有问题，应该及时查清原因，对症治疗。如果长期不治疗，病情必然加重。

八、幻视

大多为精神症状，可能由大脑颞叶肿瘤引起，多无定位意义。

第二节　视物变形

正常人眼能够真实地看清外界物体的形态、大小、颜色。而有人看东西却变形走样，如把筷子看成弯的，看远处的楼房总觉得房子是倾斜的，这到底是什么原因呢？

这是因为正常人的眼底视网膜上有数以万计的视细胞，它非常严密地按一定次序、规律分布和排列，这对于辨别物体的形态、大小是十分重要的。当视网膜尤其是黄斑部附近发生病变时，如发生水肿、渗出、瘢痕形成时，就会导致视物变形。

图3-3为患者视物变形时，Amsler表检查所见。视物变形有三种情况，分别为视物显大、视物显小、视物后退或变近。

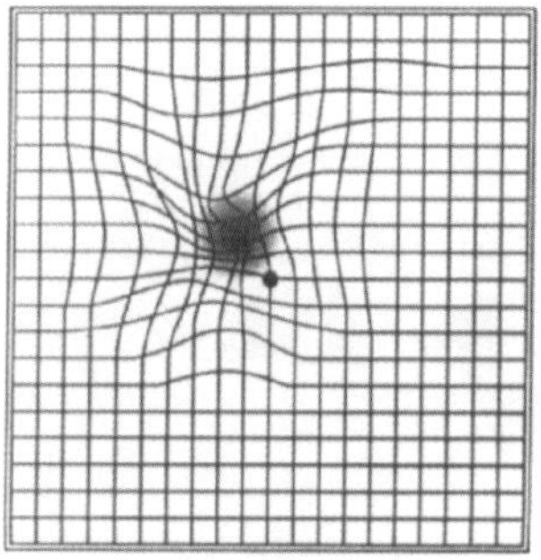

图3-3　视物变形

1. 视物显大

视网膜收缩或疤痕形成时，因视网膜感光体拥挤在较正常所占区域为小的区域所致。

2. 视物显小

在中心性浆液性视网膜病变时，视网膜上感光体较正常所占区域分离散开所致，也可发生在屈光参差、瞳孔不等大、调节完全麻痹时。

3. 视物后退或变近

视物后退或变近由调节机能衰弱、特发性或癔症性疾病等多种因素导致。

第三节　眼分泌物增多

黏液脓性多为急慢性结膜炎，是由细菌或病毒引起的结膜急性感染，患眼刺痛，有异物感或灼热感，严重时有怕光、流泪等症状；以黏性、浆液性或脓性分泌物为特征，重者晨起时睫毛会粘在一起。本病传染性很强，必须以预防为主，做好卫生宣教和消毒隔离工作。眦部白色泡沫状分泌物堆积，是睑板腺分泌物过剩所致。

第四节　泪溢或流泪

流眼泪是泪器病的主要症状，分为泪溢与流泪。泪溢指泪液分泌正常，但排出系统出现障碍，泪液排出受阻，不能流入鼻腔而溢出眼睑之外。泪道系统（如图3-4所示的相关泪器）的功能不全、狭窄、阻塞均可引起溢泪症。流泪是指泪液分泌过多，排出系统来不及排走而流出眼睑之外，如哭泣及结膜、角膜炎症时的流泪现象。

临床上区分是由于泪道阻塞引起的泪溢，还是因眼表疾病刺激引起的流泪十分重要。

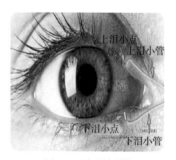

图3-4　相关泪器

泪道狭窄、阻塞主要症状有流泪增多，迎风或遇冷加重。检查见患眼结膜囊内泪水汪汪，睑缘潮湿或泪水自眦部下流。此种情况可通过点抗生素滴眼剂、眼膏控制泪道炎症，及时到医院做泪道冲洗、探通。效果不佳时可行泪道激光、泪道支架、泪囊鼻腔吻合术或鼻腔泪道造口术。

第五节　眼　痒

眼痒是眼科临床常见的症状之一，其中以过敏多见。如有的人为了诊治眼病滴些眼药，第二天甚至几小时后就觉得眼睑皮肤刺痒难忍，还有火辣辣的烧灼感，仔细检查，会发现眼睑皮肤红肿，表面有渗出，眼皮粗糙，甚至出现丘疹、水疱。有的人服用了某种药物，或者注射了某种针剂以后，眼睑皮肤也会出现红斑、丘疹、水疱等。这种眼睑皮肤的改变是全身过敏性反应表现之一。

经常引起眼部过敏的药物有青霉素、链霉素、四环素、磺胺类药物、硫酸阿托品、毛果芸香碱等。一旦发生眼睑过敏，首先必须确定是什么药引起的，然后立即停用这种药。局部用生理盐水或3%硼酸水冷湿敷，口服苯海拉明或氯苯那敏、维生素C、钙剂等，眼部点可的松滴眼剂或涂眼膏，通常几天后症状就会缓解。

使用化妆品也常引起眼睑发痒，由于眼睑皮肤薄嫩，富含血管，对化妆品的刺激比较敏感，有时虽然只接触少许化妆品，也可引起眼睑的严重过敏反应。染发也可引起一些人眼睑肿胀，表现为弥漫性皮肤紧张，皮温不高，无触痛，伴痒感。

其他由睑缘腺体分泌过盛，以致皮脂溢出引起的鳞屑性睑缘炎，以及由各种原因引起的慢性结膜炎，如由衣原体感染引起的沙眼、角结膜干燥症、春季结膜炎（见图3-5、图3-6）等均可引起眼部发痒。

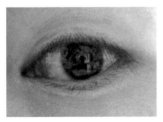
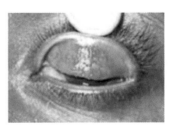

图3-5　过敏性结膜炎　　　　图3-6　春季结膜炎

第六节 眼 痛

一、视物疲劳疼痛

用眼后即感眼酸胀或酸疼，症状在眼球或眉间，闭眼休息可稍缓解。这多与眼外肌不平衡或过度使用有关。常见于屈光不正、隐斜、聚合能力弱或长期近距离工作、干眼症等。但其轻重的程度与患者易感性有关。

二、眼球痛

眼球剧痛（急性疼痛）可见于角膜或上睑结膜异物、倒睫（见图3-7、图3-8）、机械性或化学性角膜损伤、角膜炎、青光眼、眼内炎或三叉神经痛等。如仅为不适感，则常为屈光不正、眼肌平衡失调等引起；如为烧灼感、干燥感或痒感，则常为慢性结膜炎、烟酒过度、干燥性角结膜炎、睑缘炎、屈光不正或春季卡他性结膜炎等引起。

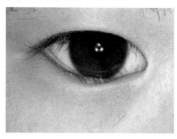

图3-7 儿童睑内翻

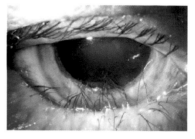

图3-8 睑内翻伴倒睫

三、眼眶痛

常见于眶骨膜炎、眶蜂窝组织炎、眼球筋膜炎、球后视神经炎或鼻窦炎等。

第七节　色觉异常

一、色视症

虹视：出现七色的彩圈或晕轮，类似夏天雨过天晴后空中的彩虹，这在医学上称之为虹视现象（见图3-9）。青光眼发作时，多数患者主诉有虹视现象，即看灯的周围有红绿色的彩环。以青光眼为例，青光眼急性发作时，眼压持续升高，致使角膜上皮发生水肿，在上皮细胞间有大量的小水泡。当患者看灯光时，由于光线通过水肿的角膜和这些小水泡时产生折射现象，所以会出现虹

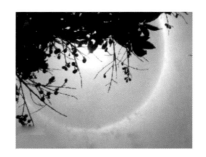

图3-9　虹视

视。此外，急性结膜炎、早期白内障、患者内皮失代偿、角膜上皮大水疱样改变也可产生虹视。

常见虹视类型及其原因如下：①红视：常见于视网膜前出血或玻璃体出血；②黄视：常见于山道年中毒或 CO 中毒；③白视：常见于毛地黄中毒；④蓝视：常见于白内障摘除术后早期；⑤绿视或紫视：常见于脉络膜视网膜炎症。

二、色盲

色盲是一种先天性色觉障碍，它不能分辨自然光谱中的各种颜色或某种颜色。色盲分为全色盲和部分色盲（红色盲、绿色盲、蓝黄色盲等），最常见的是红绿色盲。对颜色的辨别能力差的则称色弱，它与色盲只是轻重程度不同，一般不易严格区分。色弱包括全

色弱和部分色弱（红色弱、绿色弱、蓝黄色弱等）。红绿色盲多为先天性，中毒性弱视、视神经萎缩等也可发生红绿色盲。在梅毒性视神经萎缩早期也可能有色觉异常，青光眼病例可保留至晚期。全色盲多为先天性，也可见于视神经严重萎缩病例。如图3-10所示为色盲检查表。

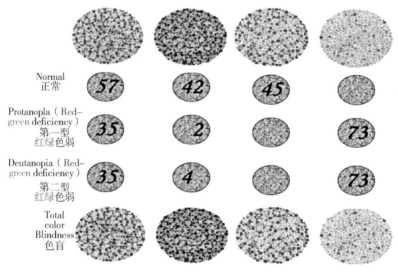

图3-10　色盲检查表

第八节　眼球突出

人的眼球向前方平视时，一般会突出于外侧眶缘12～14mm。突出的程度受人种、颅骨发育、眼屈光状态等因素的影响，但两眼间相差常不超过2mm。引起眼球突出异常的原因有很多，最常见的有以下8种：

（1）甲状腺性眼球突出

甲状腺性眼球突出多见于女性，同时有甲状腺功能亢进的表现，如心动过速，消瘦，甲状腺增大等（见图3-11）。

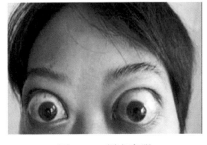

图3-11　甲亢突眼

（2）炎症性眼球突出

炎症性眼球突出多因眶部、鼻旁窦或全身炎症引起眶内组织炎性肿胀而使眼球突出。如全眼球炎，眼眶蜂窝织炎，海绵窦血栓形成等。

（3）眶内肿瘤性眼球突出

眶内肿瘤不论是良性还是恶性，生长到一定程度时均可表现为眼球突出，其中以良性肿瘤多见，如血管瘤、脑膜瘤、泪腺肿瘤等。

（4）间歇性眼球突出

间歇性眼球突出为眼眶内静脉曲张或畸形所致，低头时眼球突出，直立后眼球复原，故称为间歇性眼球突出。

（5）搏动性眼球突出

搏动性眼球突出多由于外伤造成的颈内动脉海绵窦瘘，或颈内动脉和海绵窦的动静脉瘤，使单眼或双眼球突出。

（6）外伤性眼球突出

眼外伤后眶内出血、水肿、气肿或眶骨骨折片移位所造成的眼球突出，多有明显的外伤史，伴有结膜下和眼周围皮下出血。

（7）垂体性眼球突出

男性多见，表现为双侧眼球突出且进行性加重，伴有高度结膜水肿，眼球转动受限，眼睑闭合不全和暴露性角膜炎等，又称恶性眼球突出症。

（8）假性眼球突出

假性眼球突出多见于高度近视、角膜葡萄肿。由于眼轴过长，外观似眼球突出，故称为假性眼球突出。

眼球突出时要从局部到全身系统进行全面检查，只有明确诊断才能有针对地治疗。

第九节　其他症状

一、畏光

见于角膜炎、角结膜异物或眼外伤、虹膜睫状体炎、瞳孔增大、白化病等。

二、肿块

眼睑、结膜发生化脓性感染或病毒性感染以及梅毒、结核、肿瘤（见图3-12）等时，除病变局部肿胀外，耳前或下颌下淋巴结也常出现肿块。眶

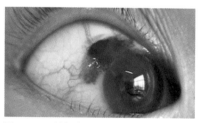

图3-12　眼部良性肿瘤——结膜色素痣

周围炎或肿瘤、泪囊炎、泪腺炎亦均可引起局部块状肿胀。

三、闪光感

闪光感可能是由于视路中神经性因素不正常的"放电"引起。尽管视路中的任何部位都能产生闪光感，但最常见的部位是视网膜和视皮质。常见于视网膜脱离、脉络膜视网膜炎、玻璃体后脱离、后玻璃体视网膜牵引综合征等。

四、眼前黑影

（1）一过性眼前黑影

一过性眼前黑影常见于偏头疼。

（2）持续存在的眼前黑影

①常见于玻璃体浑浊、玻璃体后脱离（见图3-13）、后葡萄膜炎、玻璃体积血、玻璃体液化。

②亦可见于视网膜裂孔或视网膜脱离、角膜浑浊或角膜异物。

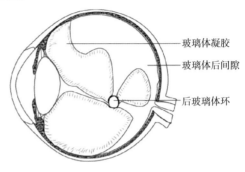

玻璃体凝胶

玻璃体后间隙

后玻璃体环

图3-13　玻璃体后脱离

五、瞬目

瞬目，又称眨眼或挤眼，是人体的一种正常生理现象，其主要作用是保证角膜、结膜的湿润。一般情况下，两次瞬目的间隔在数秒以上，如果出现阵发性快速瞬目，则为异常现象。如果儿童经常眨眼、挤眼，就需要引起我们的注意。其原因主要有下几种：

1. 外眼炎症及过敏性疾患

外眼炎症及过敏性疾患主要为沙眼、慢性结膜炎、春季角结膜炎等，患儿自觉眼部不适而出现过度的瞬目。

2. 倒睫

有的孩子长得较胖，眼睑皮下脂肪厚，易引起睑内翻倒睫或特发性睑内翻倒睫，导致睫毛触及角膜或球结膜，患眼有异物感、刺痛感，使得小儿经常挤眼。

3. 异物

结膜及角膜表面异物不慎进入眼内，孩子揉擦眼后造成球结膜或角膜、穹隆部表面异物存留，或是异物将球结膜、角膜擦伤，使孩子发生挤眼、眨眼现象。

4. 看电视、玩电脑

电视、电子游戏影像变化速度快，画面不停闪烁，长时间观看可引起视觉高级中枢平衡抑制的超兴奋。由于儿童视觉功能发育尚不健全，视觉超兴奋可引起一种反馈性防卫动作——多瞬。

5. 不良习惯

有的孩子经检查眼部无任何异常，频繁眨眼只是一种不由自主的习惯，并日趋严重。有些家长发现孩子有眨眼、挤眼的习惯后，便责骂孩子，这反而会引起孩子过度紧张，使眨眼、挤眼现象更为严重。

家长发现孩子经常眨眼、挤眼时，首先要仔细询问孩子眼睛有什么不舒服，是否有发痒及是否有异物感等，然后再请眼科医师检查，针对病因进行治疗。如为不良习惯的眨眼、挤眼，家长不要一味训斥孩子，要教育孩子尽量不要有意识地眨眼、挤眼，逐步克服眨眼、挤眼的坏习惯。

六、双侧瞳孔不等大

双侧瞳孔不等大是指在暗光下两只瞳孔的大小不同。如果双侧瞳孔不等超过1mm，则表明有病变存在。神经源性的原因包括第Ⅲ对脑神经麻痹、Horner 综合征、Adie 综合征、Argyll-Robertson（梅毒性）瞳孔、眼外伤和炎症、用散瞳或缩瞳药的良性特发性瞳孔不等。肌肉源性原因包括先天性瞳孔畸形、炎症和虹膜外伤。

七、头痛、头昏、眩晕

1. 头痛

头痛与眼有关，如屈光不正、眼肌不平衡、集合或调节疲劳等，特点是先有眼痛加剧后反射至头部，如眼的急性炎症或急性青光眼，用眼过度会出现头痛，闭眼小憩则可以减轻等。头痛伴有视

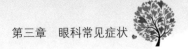

力障碍者，应注意视力检查视野，以排查脑垂体疾病。

2. 头昏与眩晕

两者定义不同，但在使用时常混淆，后者主要由内耳及小脑疾病引起。眼屈光不正、隐斜常引起头昏，眼外肌麻痹可导致头昏或眩晕。

第四章

眼科常见疾病

眼科疾病种类较多，具体分为十七类，包括眼睑病、泪器病、眼表疾病、结膜病、角膜病、巩膜病、晶状体病、青光眼、葡萄膜疾病、玻璃体疾病、视网膜病、视路疾病、屈光不正、斜视与弱视、眼眶疾病、眼外伤、全身疾病的眼部表现。由于篇幅有限，仅选择少部分眼科常见疾病进行介绍。未阐述疾病建议参考《眼科学》（第八版）或直接在工作中请教相关专业医师。

第一节　眼睑疾病

一、睑腺炎

睑腺炎（hordeolum）是化脓性细菌侵入眼睑腺体而引起的一种急性炎症，通常将睑腺炎称为麦粒肿。图4-1为内睑腺炎的表现。

1. 病因

大多为葡萄球菌，特别是金

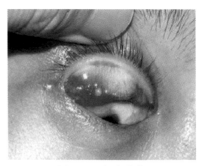

图4-1　内睑腺炎

黄色葡萄球菌感染眼睑腺体而引起。

2. 临床表现

患处呈红、肿、热、痛等急性炎症的典型表现。睑腺炎发生2～3d后，可形成黄色脓点。在儿童、老年人或患有糖尿病等慢性消耗性疾病的体弱、抵抗力差的患者中，可发展为眼睑蜂窝织炎，如不及时处理，则可能引起败血症或海绵窦血栓形成而危及生命。

3. 诊断

根据患者的症状和眼睑的改变，容易做出诊断。很少需要进行细菌培养来确定致病细菌。

4. 治疗

①早期睑腺炎应给予局部热敷。

②当脓肿形成后，应切开排脓。如果脓肿较大，应当放置引流条。

③当脓肿尚未形成时不宜切开，更不能挤压排脓，否则会使感染扩散，导致眼睑蜂窝织炎，甚至发生海绵窦脓毒血栓或败血症而危及生命。

二、睑板腺囊肿

睑板腺囊肿（chalazion）又称霰粒肿，是睑板腺排除导管阻塞、腺体分泌物潴留，对周围组织产生慢性刺激而形成的无菌性慢性肉芽肿性炎症。

1. 病因

可能由于慢性结膜炎或睑缘炎而致睑板腺出口阻塞，腺体的分泌物潴留在睑板内，对周围组织产生慢性刺激而引起。

2. 临床表现

多见于青少年或中年人，可能与其睑板腺分泌功能旺盛有关。

3. 诊断

根据患者无明显疼痛、眼睑硬结，可以诊断。对于复发性或老年人的睑板腺囊肿，应将切除物进行病理检查，以排查睑板腺癌。

4. 治疗

①小而无症状的睑板腺囊肿无需治疗，待其自行吸收即可。

②大者可通过热敷，或向囊肿内注射糖皮质激素促其吸收。

③如不能消退，应在局部麻醉下手术切除。

三、倒睫与乱睫

倒睫（trichiasis）是指睫毛向后生长，乱睫（aberrant lashes）是指睫毛不规则生长。两者都可致睫毛触及眼球。

1. 病因

能引起睑内翻的各种原因，均能造成倒睫，其中以沙眼最为常见。乱睫可由先天畸形引起。

2. 临床表现

倒睫多少不一，有时仅1～2根，有时一部分或全部睫毛向后摩擦角膜。患者常有眼痛、流泪和异物感。由于睫毛长期摩擦眼球，会导致结膜充血、角膜浅层浑浊、血管新生、角膜上皮角化、角膜溃疡等。

3. 诊断

肉眼下检查即可发现倒睫或乱睫。检查下睑时，应嘱患者向下视，方能发现睫毛是否触及角膜。

4. 治疗

①如仅有1～2根倒睫，可用拔睫镊拔除，重新生长时可予再拔。

②较彻底的方法是在显微镜下切开倒睫部位除去毛囊，或行电解法破坏倒睫的毛囊。

③如倒睫较多，应手术矫正，方法与睑内翻矫正术相同。

四、睑内翻

睑内翻（entropion）是指眼睑，特别是睑缘向眼球方向内翻的眼疾。当睑内翻达一定程度时，睫毛随之倒向眼球，刺激角膜。因此睑内翻和倒睫常同时存在。

1. 分类与病因

睑内翻可分为三类：

①先天性睑内翻。多见于婴幼儿。婴幼儿较胖，鼻梁发育欠饱满，可引起下睑内翻（见图4-2）。

②痉挛性睑内翻。常见于老年人，又称老年性睑内翻，由眼轮匝肌痉挛收缩所致。

③瘢痕性睑内翻。由睑结膜及睑板瘢痕性收缩所致。沙眼引起者常见。

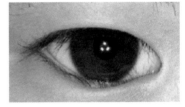

图4-2　先天性睑内翻

2. 临床表现

先天性睑内翻常为双侧，痉挛性和瘢痕性睑内翻可为单侧。患者有畏光、流泪、异物感、刺痛、眼睑痉挛、摩擦感等症状。检查可见睑板，尤其是睑缘部向眼球方向卷曲，摩擦角膜，角膜上皮可脱落，角膜荧光素染色可见荧光素弥漫性着染。如继发感染，可发展为角膜溃疡。如长期不愈，则可出现角膜新生血管，角膜失去透明性，引起视力下降。

3. 诊断

根据患者年龄，有无沙眼、外伤、手术史等，以及临床表现，容易做出诊断。

4. 治疗

①先天性睑内翻随年龄增长，鼻梁发育，可自行消失，因此不必急于手术治疗。如果患儿已5～6岁，睫毛仍然内翻，严重刺激角膜，可考虑手术治疗。

②老年性睑内翻可行肉毒杆菌毒素局部注射。如无效可手术切除多余的松弛皮肤和切断部分眼轮匝肌纤维。对急性痉挛性睑内翻应积极控制炎症。

③瘢痕性睑内翻必须手术治疗，可采用睑板楔形切除术或睑板切断术。

五、睑外翻

睑外翻（ectropion）是指睑缘向外翻转离开眼球，睑结膜不同程度暴露在外，常合并睑裂闭合不全。

1. 病因和分类

睑外翻可分为三大类：

①瘢痕性睑外翻。最为常见，眼睑皮肤面瘢痕性收缩所致。常见的原因有创伤、烧伤、化学伤、眼睑溃疡、睑部手术等。

②老年性睑外翻。仅限于下睑。由于老年人眼轮匝肌功能减弱，眼睑皮肤及外眦韧带也较松弛，使睑缘不能紧贴眼球，并因下睑重量使之下坠而引起。

③麻痹性睑外翻。仅限于下睑。是由于外伤或其他原因导致面神经麻痹，眼轮匝肌收缩功能丧失，又因下睑重量使之下坠而发生。

2. 临床表现

①轻度睑外翻。仅有睑缘离开眼球，但由于破坏了眼睑与眼球之间的毛细管作用而导致泪溢。

②重度睑外翻。睑缘外翻，部分或全部睑结膜暴露在外，使

睑结膜失去泪液的湿润，最初局部充血，分泌物增加，久之干燥粗糙，高度肥厚，呈现角化。下睑外翻可使泪点离开泪湖，引起泪溢。更严重时，可合并眼睑闭合不全，角膜失去保护，角膜上皮干燥脱落，可发生暴露性角膜炎，甚至角膜溃疡。

3. 诊断

根据患者的病史以及临床表现容易诊断。

4. 治疗

瘢痕性睑外翻须手术治疗，游离植皮术是最常用的方法。老年性睑外翻也可行整形手术。麻痹性睑外翻关键在于治疗面瘫，可用眼膏、牵拉眼睑保护角膜和结膜，或作暂时性睑缘缝合术。

六、上睑下垂

上睑下垂（ptosis）指上睑的提上睑肌和 Müller 平滑肌的功能不全或丧失，导致上睑部分或全部下垂，即在向前方注视时，上睑缘遮盖角膜上缘超过2mm。上睑下垂会影响患者外观或视功能。

1. 病因

可为先天性或获得性。

2. 临床表现

①先天性：常为双侧，但两侧不一定对称，有时为单侧，常伴有眼球上转运动障碍。

②获得性：多有相关病史或伴有其他症状。

3. 诊断

根据病史和临床表现可做出诊断。

4. 治疗

①先天性上睑下垂：以手术治疗为主。

②获得性上睑下垂：先进行病因治疗或药物治疗，半年以上无效再考虑手术。

较为合乎生理和美容要求的手术方式为提上睑肌缩短术。

第二节 泪道疾病——慢性泪囊炎

慢性泪囊炎（chronic dacryocystitis）是泪囊病变中最常见者，多继发于鼻泪管狭窄或阻塞后，泪液滞留于泪囊之内，伴发细菌感染后引起，多为单侧发病。本病多见于中老年女性。慢性泪囊炎的发病与沙眼、泪道外伤、鼻炎、鼻中隔偏曲、下鼻甲肥大等因素有关。

1. 临床表现

主要症状为泪溢。检查可见结膜充血，下睑皮肤出现湿疹，用手指挤压泪囊区，有黏液或黏液脓性分泌物自泪小点流出（图4-3）。内眼手术前，必须首先治疗泪囊感染。

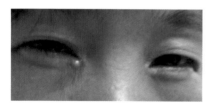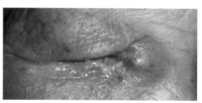

图4-3　慢性泪囊炎

2. 治疗

①药物治疗。可用抗生素眼液点眼。

②手术治疗。开通阻塞的鼻泪管是治疗慢性泪囊炎的关键。常用术式是泪囊鼻腔吻合术。

3. 预防

①保持眼部清洁卫生。

②及时治疗外眼部炎症。

③有迎风流泪的患者，尽早到医院检查，明确病因，对症

治疗。

④有鼻中隔偏曲、下鼻甲肥大或慢性鼻炎者应尽早治疗。

第三节　结膜疾病

一、沙眼

沙眼（trochoma）是由沙眼衣原体感染所致的一种慢性传染性结膜角膜炎，是导致盲目的主要疾病之一。全世界有3亿～6亿人感染沙眼，感染率和严重程度与当地居住条件以及个人卫生习惯密切相关。

1. 病因

沙眼为双眼发病，通过直接或间接接触污染物传播，节肢昆虫也是传播媒介。易感危险因素包括不良的卫生条件、营养不良、酷热或沙尘气候。此外，热带、亚热带地区或干旱季节容易传播。

2. 临床表现

急性沙眼感染主要发生在学龄前和低学龄儿童，在20岁左右时，早期的瘢痕并发症开始变得明显，而成年后的各个时期均可以出现严重的眼睑和角膜合并症。

沙眼衣原体感染后潜伏期为5～14天。急性期症状包括畏光、流泪、异物感，较多黏液或黏液脓性分泌物。慢性期无明显不适，仅有眼痒、异物感、干燥和烧灼感。沙眼性角膜血管翳及睑结膜瘢痕为沙眼的特有体征（图4-4），可严重影响视力，甚至失明。

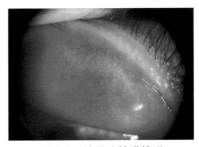

图4-4　沙眼睑结膜外观

3. 诊断

多数沙眼根据乳头肥大、滤泡形成、上皮角膜炎、血管翳、角膜缘滤泡、Herbert 小凹等特异性体征可以作出诊断。实验室检查可以确诊。

4. 治疗

包括全身和眼局部药物治疗及对并发症的治疗。②手术矫正倒睫及睑内翻，是防止晚期沙眼瘢痕形成致盲的关键措施。

5. 预防及预后

沙眼是一种持续时间长的慢性疾病，应注意个人卫生，特别要经常洗脸，培养良好的卫生习惯，避免接触传染；改善环境，加强对服务行业的卫生管理。采取相应治疗措施和改善环境卫生后，沙眼症状可缓解，避免严重并发症。

二、急性或亚急性细菌性结膜炎

急性或亚急性细菌性结膜炎，又称急性卡他性结膜炎，俗称"红眼病"（见图4-5）。其传染性强，多见于盛夏或春秋季节，可散发感染，也可流行于学校、工厂等集体生活场所。发病急，潜伏期1～3天，两眼同时或相隔1～2天发病。发病3～4天炎症最重，以后逐渐减轻，病程多小于3周。

1. 病因

最常见的致病菌是肺炎双球菌、金黄色葡萄球菌、流感嗜血杆菌。

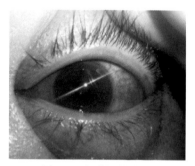

图4-5　细菌性结膜炎

2. 治疗

去除病因，抗感染治疗。根据病情的轻重可选择结膜囊冲洗、局部用药、全身用药或联合用药。切勿包扎或热敷患眼，但可佩戴太阳镜以减少光线的刺激。

局部治疗：选用抗生素眼药水滴眼，睡前涂抗生素软膏。有条件者最好根据细菌学检查结果选择用药。并发角膜炎时按角膜炎的处理原则进行治疗。本病具有自限性，通常情况下需10～14天。

3. 预防

①严格搞好个人卫生和集体卫生，严格消毒患者用过的洗脸用具、手帕及使用过的医疗器械。

②急性期患者应隔离，防止传染。

③一只眼患病应注意另一只眼的预防。

④医护人员在接触患者之后，必须洗手消毒，以防交叉感染。

三、病毒性结膜炎

病毒性结膜炎（viral conjunctivitis）是一种常见的结膜炎感染，由病毒感染结膜引起。病变程度因个体免疫状况、病毒毒力大小不同而存在差异，通常有自限性。临床上按病程分为急性和慢性两种，以前者多见。

（一）流行性角结膜炎

流行性角结膜炎（epidemic keratoconjunctivitis）是一种强传染性的接触性传染病，由腺病毒引起，可有上呼吸道感染史，潜伏期为5～7天。

1. 临床表现

起病急、症状重、双眼发病。主要症状有充血、疼痛、畏光、伴有水样黏液性分泌物（见图4-6）。患者常出现耳前淋巴结肿大和压痛。儿童可有全身症状，如发热、咽痛、中耳炎、腹泻等。

2. 诊断

急性滤泡性结膜炎和炎症晚期出现的角膜上皮下浸润是本病的典型特征。病毒培养、PCR 检测、血清学检查可协助病原学诊断。

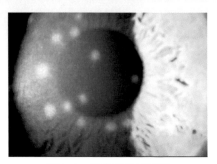

图4-6　腺病毒性结膜炎

3. 治疗

以眼部治疗为主，主要是支持疗法；眼部冷敷和使用血管收缩剂，可缓解症状。当出现感染时尽可能避免人群之间的接触，减少感染传播；所有接触感染者的器械必须仔细清洗消毒，告知患者避免接触眼睑和泪液，经常洗手。

（二）咽结膜热

咽结膜热（pharyngoconjunctival fever）由腺病毒引起，表现为急性滤泡性结膜炎伴有上呼吸道感染和发热的病毒性结膜炎，传播途径主要是呼吸道分泌物。多见于4～9 岁儿童和青少年。常于夏、冬季节在幼儿园、学校中流行。散发病例可见于成年人。

1. 临床表现

其前驱症状为全身乏力，体温上升至38℃以上，流泪、眼红和咽痛。患者体征为眼部滤泡性结膜炎、一过性浅层点状角膜炎、上皮下浑浊及耳前淋巴结肿大。咽结膜热有时可只表现出1～3 个主要体征。病程10 天左右，有自限性。

2. 诊断

根据临床表现可以诊断。结膜刮片中见大量单核细胞，培养无细菌生长。

3. 治疗和预防

咽结膜热一般无特殊治疗。可参考流行性角结膜炎的治疗和预防措施。发病期间勿去公共场所、游泳池等，减少传播机会。

（三）流行性出血性结膜炎

流行性出血性结膜炎（epidemic hemorrhagic conjunctivitis）是由肠道病毒引起的一种暴发流行的自限性眼部传染病，又称"阿波罗 11 号结膜炎"。1969 年在加纳第一次爆发，1971 年曾在我国大范围流行。该病在许多国家和岛屿流行过。

1. 临床表现

潜伏期短（18～48h），病程 5～7 天，常见症状有眼痛、畏光、异物感、流泪、结膜下出血、眼睑红肿等。结膜下出血呈片状或点状（见图4-7）。

2. 诊断

急性滤泡性结膜炎的症状，同时有显著的结膜下出血，耳前淋巴结肿大等为诊断依据。

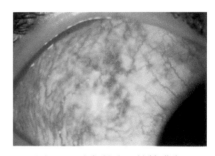

图4-7　流行性出血性结膜炎

3. 治疗和预防

无特殊治疗方法，有自限性。加强个人卫生和医院管理，防止传播是预防的关键。

四、过敏性结膜炎

过敏性结膜炎（allergic conjunctivitis）是由于眼部组织对过敏原产生超敏反应所引起的炎症。

1. 临床表现

接触致敏物质数分钟后迅速发生的为 I 型超敏反应，表现为眼部瘙痒、眼睑水肿、结膜充血水肿。极少数的患者可表现为系统性过敏症状。

2. 诊断

根据有较明显过敏原接触史，脱离接触后症状迅速消退，结膜囊分泌物涂片发现嗜酸性粒细胞增多等可以诊断。

3. 治疗

查明过敏源，避免接触过敏源。采取抗过敏药物治疗或使用糖皮质激素滴眼液。

五、翼状胬肉

翼状胬肉（pterygia）是一种向角膜表面生长的与结膜相连的纤维血管样组织，常发生于鼻侧的睑裂区，呈三角形向角膜侵入，其形态似翼状（见图4-8）。翼状胬肉的存在不仅影响美观，还会引起角膜散光导致视力下降，如果胬肉遮盖视轴区，会严重影响患者的视力。

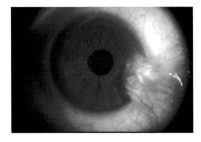

图4-8　翼状胬肉

1. 病因

翼状胬肉的确切病因与发病机制目前尚未完全弄清。

2. 临床表现

多双眼发病，以鼻侧多见。一般无明显自觉症状，或仅有轻度异物感，当病变接近角膜瞳孔区时，因引起角膜散光或直接遮挡瞳孔区而引起视力下降。睑裂区肥厚的球结膜及其下纤维血管组织呈三角形向角膜侵入，当胬肉较大时，可妨碍眼球运动。

3. 治疗

胬肉小而静止时一般不需治疗，但应尽可能减少风沙、阳光等刺激。胬肉进行性发展，侵及瞳孔区，可以进行手术治疗，但有一定的复发率。手术方式有单纯胬肉切除或结膜下转移术、胬肉切除＋球结膜瓣移植或羊膜移植术等。

第四节　角膜疾病

角膜病包括炎症、创伤、变性、营养不良和先天异常，是我国主要的致盲性眼病之一。因角膜具有无血管、质地透明、含水成分相对恒定及含有丰富的感觉神经末梢等特点，故角膜病变后病程长、症状明显，愈后多留下永久性浑浊。在角膜病中角膜炎最常见。

一、角膜炎概述

角膜防御能力的减弱，外源性或内源性致病因素均可能引起角膜组织的炎症发生，统称为角膜炎（keratitis），在角膜病中占有重要的地位。

1. 临床表现

①角膜刺激症状。角膜炎最常见症状为眼痛、畏光、流泪、眼睑痉挛等，可持续存在直到炎症消退。

②睫状充血。呈紫红色，越近角膜缘越明显，是围绕角膜的睫状前血管充血所致。

③角膜浑浊。角膜浸润、角膜水肿、角膜溃疡及角膜瘢痕等均可造成角膜浑浊；若病变位于中央光学区，则视力下降明显。

④角膜新生血管。新生血管可促进组织修复，同时也影响了角膜的透明性；角膜新生血管有浅层和深层两种；浅层为树枝状，色鲜红；深层为毛刷状，色暗红，位于角膜深基质层内。

⑤化脓性角膜炎除出现角膜化脓性坏死病灶外，其浸润灶表面还伴有不同性状的脓性分泌物。

⑥严重角膜炎可并发虹膜睫状体炎，其中睫状充血、角膜浸润、角膜溃疡是角膜炎的基本体征。

2. 治疗

角膜炎治疗的原则为积极控制感染，减轻炎症反应，促进溃疡愈合，减少瘢痕形成。

二、细菌性角膜炎

细菌性角膜炎（bacterial keratitis）是由细菌感染引起的角膜炎症，导致角膜上皮缺损及角膜基质坏死，又称为细菌性角膜溃疡（bacterial corneal ulcer）。病情多较危重，如果得不到有效的治疗，可发生角膜溃疡穿孔，甚至眼内感染，最终导致眼球萎缩；即使药物能控制也会残留广泛的角膜瘢痕、角膜新生血管或角膜葡萄肿及角膜脂质变性等后遗症，严重影响视力甚至失明。

1. 临床表现

一般起病急骤，病变发展迅速，常有角膜外伤或佩戴接触镜史，多在角膜损伤后24～48h内发生；淋球菌感染多为经产道分娩新生儿。患眼有畏光、流泪、疼痛、视力障碍、眼睑痉挛等症状。

2. 诊断

需要医师根据实际情况仔细分析判断。药物治疗前，结合临床特征大体能作出初步诊断。真正的病原学诊断需要作细菌培养，同时应进行细菌药物敏感试验筛选敏感抗生素指导治疗。

3. 治疗

①抗生素治疗：急性期高浓度抗生素眼液高频率点眼，病情稳定后，逐渐减少滴眼次数，睡前抗生素眼膏涂眼。

②并发虹膜睫状体炎者，应该给予1%阿托品眼膏散瞳。

③局部可使用胶原酶抑制剂，以减轻角膜溃疡的发展。口服维

生素 C、维生素 B 等药物，有助于角膜溃疡愈合。

④药物治疗无效，病情不能控制，可能导致角膜穿孔或已经穿孔者，可考虑行治疗性角膜移植术。

三、真菌性角膜炎

真菌性角膜炎（fungal keratiti）是一种由致病真菌引起的致盲率极高的感染性角膜病变。其特征如图4-9所示。

1. 临床表现

多有植物性角膜外伤史（例如树枝、甘蔗叶、稻草等刮伤）或长期用激素和抗生素病史，以及角膜接触镜佩戴史。起病缓慢，病程较长，为2～3个月，刺激症状较轻，伴视力障碍，可继发青光眼，也可导致并发性白内障及真菌性眼内炎。

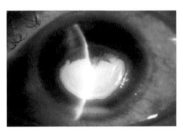

图4-9 真菌性角膜炎

2. 诊断

根据病史、角膜病灶特征，可作出初步诊断。确诊需要做实验室检查，方法有角膜刮片染色、真菌培养、角膜组织活检及共焦显微镜检查。

3. 治疗

①局部使用抗真菌药治疗。

②并发虹膜睫状体炎者，应使用1%阿托品眼药水或眼膏散瞳。不宜使用糖皮质激素。

③即使诊断明确，用药及时，但仍有15%～27%患者病情不能控制，这可能和致病真菌侵袭性、毒性、耐药性以及患者伴发的炎症反应强度有关，此时需考虑手术治疗，包括清创术、结膜瓣遮盖

术和角膜移植术。

④本病在病变局限时已得到控制者，可获得较好的预后；若出现角膜穿孔或真菌已侵入前房引起真菌性眼内炎，预后则非常差，甚至导致摘除眼球。

四、单纯疱疹病毒性角膜炎

单纯疱疹病毒（herpes simplex virus，HSV）引起的角膜感染称为单纯疱疹病毒性角膜炎（herpes simplex keratitis，HSK），简称单疱角膜炎。此病为最常见的角膜溃疡，而且在角膜病中致盲率占第一位，全球可能有超过1000万HSK患者。本病的临床特点为反复发作，由于目前尚无有效控制复发的药物，多次发作后角膜浑浊逐次加重，最终导致失明。

1. 临床表现

（1）原发单疱病毒感染

常见于幼儿，表现为全身发热、耳前淋巴结肿大、唇部或皮肤自限性疱疹，眼部受累表现为急性溶泡性结膜炎、假膜性结膜炎、眼睑皮肤疱疹、点状或树状角膜炎。

（2）复发单疱病毒感染

根据角膜病变累及部位和病理生理特点分为以下几种：

①上皮型角膜炎。在此型HSK中，角膜感觉减退是典型体征，病变部的角膜知觉常减低或消失，但其周围角膜的敏感性却相对增加，故患者主观症状上有显著疼痛、摩擦感和流泪等刺激症状。

②神经营养性角膜病变。神经营养性角膜病变多发生在HSV感染的恢复期或静止期。角膜上皮容易干燥脱落，早期角膜上皮弥漫性缺损，进而形成无菌性溃疡。抗病毒药物的毒性作用可加重病情，致使无菌性溃疡难以愈合，处理不当可能会引起角膜穿孔。

③基质型角膜炎。几乎所有角膜基质炎患者同时或以前患过病毒性角膜上皮炎。

④内皮型角膜炎。角皮型角膜炎可分为盘状、弥漫性和线状三种类型。

2. 诊断

根据病史、临床表现及角膜树枝状（图4-10）、地图状溃疡灶（图4-11）或盘状角膜基质炎等体征，可以诊断。

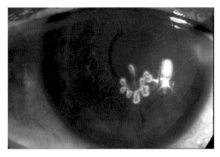 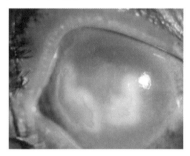

图4-10 树枝状角膜炎　　　　图4-11 地图状角膜炎

3. 治疗

HSK 的总体治疗原则为抑制病毒在角膜内里的复制，减轻炎症反应引起的角膜损害。

第五节 正视、屈光不正与老视

一、正视

当眼调节静止时，外界的平行光线（一般认为来自5m以外）经眼的屈光系统调节后恰好在视网膜黄斑中心凹聚焦，这种屈光状态称为正视（emmetropia），即正视眼的远点为眼前无限远。若不能在视网膜黄斑中心凹聚焦，将不能产生清晰图像，称为非正视

（ametropia）或屈光不正（refractiveerror）。正视与非正视的成像点如图4-12所示。

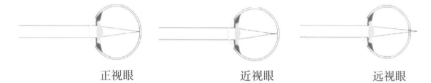

正视眼　　　　　　　　近视眼　　　　　　　　远视眼

图4-12　正视与非正视成像点示意图

二、近视

在调节放松状态下，平行光线经眼球屈光系统后聚焦在视网膜之前，称为近视（myopia）。近视的发生受遗传和环境等多因素的综合影响，目前确切的发病机理仍在探索中。近视可分为不同的类型。

（1）根据屈光成分分类

①屈光性近视。主要由于角膜或晶状体曲率过大，屈光力超出正常范围，而眼轴长度在正常范围。

②轴性近视。眼轴长度超出正常范围，角膜和晶状体曲率在正常范围。

（2）根据近视度数分类

可分为轻度近视（<-3.00D）、中度近视（-3.00D～-6.00D）、高度近视（>-6.00D）。

近视的临床表现为：远距视物模糊，近距视力好，集合功能相应减弱，使用的集合也相应减少。近视初期常有远距视力波动，注视远处物体时眯眼。由于看近时不用或少用调节，所以易引起外隐斜或外斜视。

近视度数较高者，除远视力差外，常伴有夜间视力差、飞蚊症、漂浮物、闪光感等症状，并可发生程度不等的眼底改变，如近视弧形斑、豹纹状眼底、黄斑部出血或形成新生血管膜，可发生形状不规则的白色萎缩斑，或有色素沉着呈圆形黑色斑（Fuchs斑）；视网膜周边部格子样变性、囊样变性；在年龄较小时出现玻璃体液化、浑浊和玻璃体后脱离等。与正常人相比，发生视网膜脱离、撕裂、裂孔、黄斑出血和新生血管的危险性要大得多。常由于眼球前后径变长，眼球较突出，眼球后极部扩张，形成后巩膜葡萄肿。伴有上述临床表现者，称为病理性近视，无明显上述病变者称为单纯性近视。

三、远视

当调节放松时，平行光线经过眼的屈光系统调节后聚焦在视网膜之后，称为远视（hypermetropia或hyperopia）。远视眼的焦点在眼后，为虚焦点，因此典型的远视者视远不清、视近更不清。

当远视度数较低时，患者可以利用晶状体的调节能力，增加眼的屈光力，将光线聚焦在视网膜上，从而获得清晰视力。但由于频繁并且过度使用调节，远视者视疲劳症状比较明显。

（1）根据远视度数分类

①低度远视：<+3.00D，在该范围由于年轻时能在视远时使用调节进行代偿，大部分人40岁以前不影响视力。

②中度远视：+3.00D～+5.00D，视力受影响，并伴有不适感或视疲劳症状，过度使用调节还会出现内斜。

③高度远视：>+5.00D，视力受影响，非常模糊，但视觉疲劳或不适感反而不明显，因为远视度数太高，患者无法使用调节来代偿。

能被调节所代偿的那一部分远视，称为隐性远视，在未行睫状肌麻痹验光难以发现。随着年龄的增大，调节幅度或能力下降，被调节所代偿的隐性远视则逐渐暴露出来。

（2）远视与年龄

①小于 6 岁：低中度远视者无任何症状，因为调节幅度很大，近距阅读的需求也较少。高度远视者通常是在体检时发现，或伴有调节性内斜而被发现。调节性内斜表现为近距内斜大于远距内斜，由高调节性集合 / 调节比例（AC/A）引起。远视的正确矫正可以减少调节，从而减少调节性集合而减少或消除内斜。

②6～20 岁：近距阅读需求增大，特别在 10 岁左右时，阅读量增加，阅读字体变小，开始出现视觉症状。

③20～40 岁：近距阅读时出现眼酸、头痛等视疲劳症状，部分患者老视提前出现，这是因为随着年龄增长，调节幅度减少，隐性远视减少，显性远视增加。

④大于 40 岁：调节幅度进一步下降，隐性远视转为显性远视，这些患者不仅需要近距阅读附加（add），而且还需要远距远视矫正。

远视眼用凸透镜矫正。轻度远视如无症状则不需矫正，如有视疲劳和内斜视，即使远视度数较低也应戴镜。中度远视或中年以上远视者应戴镜矫正视力，消除视疲劳及防止内斜视的发生。

四、散光

由于眼球在不同子午线上屈光力不同，平行光线经过该眼球屈光系统调节后不能形成一个焦点，这种屈光状态称为散光（astigmatism）。

散光根据两条主子午线的相互位置关系可分为规则散光和不规则散光。最大屈光力和最小屈光力主子午线相互垂直者为规则散光，不相互垂直者为不规则散光。平行光线经过规则散光的屈光系统调节后形成两条焦线和最小弥散斑。规则散光又分为顺规散光（astigmatism with therule）、逆规散光（astigmatism against the rule）、斜向散光（oblique astigmatism）。最大屈光力主子午线在90°±30°位置的散光称为顺规散光，最大屈光力主子午线在150°～180°、180°～30°称为逆规散光，其余为斜向散光。根据两条主子午线聚焦与视网膜的位置关系，分为单纯近视散光、单纯远视散光、复合近视散光、复合远视散光、混合散光。

散光对视力的影响程度取决于散光的度数和轴位。散光度数高或斜轴散光对视力影响较大，逆规散光对视力的影响比顺规散光大。

五、屈光参差

双眼屈光度数不等者称为屈光参差（anisometropia）。双眼屈光差异不超过1.00D者称为生理性屈光参差；双眼屈光差异超过1.00D者，在双眼矫正或非矫正状态下就有可能出现各种视觉问题。

由于人眼调节活动是双眼等同性的，故屈光参差易引起弱视和双眼视功能异常。

当屈光参差者屈光不正不能完全被矫正时，双眼视网膜上所成的像的大小存在差异，即不等像（aniseikonia），有可能造成融像困难，从而出现相关融像困难症状如头晕、阅读模糊等。一般情况下，屈光参差度数相差超过2.50D以上并使用框架眼镜矫正者会出现类似融像困难症状。

六、老视

随着年龄增长，晶状体逐渐硬化，弹性减弱，睫状肌的功能逐渐减低，从而导致眼的调节功能逐渐下降。在40～45岁时，会出现阅读等近距离工作困难，这种由于年龄增长所致的生理性调节减弱称为老视（presbyopia）。

老视的症状一般有：①视近困难；②阅读需要更强的照明度；③视近不能持久。同时由于调节集合的联动效应，过度调节会引起过度的集合，故看报易串行，字迹成双，最后无法阅读。某些患者甚至会出现眼胀、流泪、头痛等视疲劳症状。

老视是一种生理现象，不论屈光状态如何，每个人均会发生。

七、屈光不正矫治常见方式

1. 框架眼镜

框架眼镜主要使用球镜、柱镜或球柱镜（现多为环曲面）。球镜用于矫正单纯远视或近视，正球镜用于矫正单纯远视，负球镜用于矫正单纯近视。柱镜或球柱镜用于矫正散光。框架眼镜的特点是安全、简便、经济。

2. 角膜接触镜

角膜接触镜亦称隐形眼镜，矫正原理与框架眼镜基本相同，不同之处在于，角膜接触镜与角膜直接接触，使得镜片到角膜顶点的距离缩短，减少了框架眼镜所致的诸如放大率等问题。但由于镜片与角膜、结膜、泪膜等直接接触，容易影响眼表正常生理。角膜接触镜从材料上分为软镜和硬镜。

3. 各类常见屈光手术

激光角膜屈光手术、眼内屈光手术（屈光性晶状体置换术、有晶状体眼人工晶状体植入术）、后巩膜加固术。

其中，眼内屈光手术是指在晶状体和后房施行手术以改变眼的屈光状态，根据手术时是否保留晶状体可分为两类。

（1）屈光性晶状体置换术

屈光性晶状体置换术（refractivelensexchange，RLE）是以矫正屈光不正为目的，摘除透明或浑浊的晶状体，植入人工晶状体的一种手术方式。该方法要求手术对象为成年人，年龄偏大者为宜，如40岁以上。大多数手术医师选择不适合角膜屈光手术的高度近视患者或屈光手术难以解决的高度近视患者或远视患者。

（2）有晶状体眼人工晶状体植入术

有晶状体眼人工晶状体（implantable collamer lens，ICL）植入术。分为前房型植入和后房型植入两大类。

前房型人工晶状体根据固定方式的不同，可分为房角固定型（angle-fixated）和虹膜夹型（iris-claw）。前者和无晶状体眼前房型人工晶状体相仿，弹性开放襻设计。后者为夹型设计，将虹膜组织嵌顿于虹膜基质而起到固定人工晶状体的作用。有晶状体眼后房型人工晶状体（posterior chamber phakic intraocular lens）采用软性材料，适合于小切口折叠式植入、单片式后拱型设计，以适应自身晶状体的前表面形态、保证植入人工晶状体与自身晶状体之间有一定的间隙。

理论上有晶状体眼人工晶状体植入术可以矫正的屈光力范围是+10.00D～-20.00D（根据不同产品选择），适用于屈光状态稳定、不宜或不愿接受眼镜或接触镜、有接受屈光手术愿望者。在临床上，屈光力过高，≥ -12.00D 的近视和≥ +6.00D 的远视，以及角膜厚度较薄的中高度屈光不正不宜行 LASIK 者。

由于 ICL 的目的之一是为了保留调节力，故年龄较小者更能获得益处。如有晶状体浑浊或早期白内障者、葡萄膜炎病史者、青光眼、角膜内皮细胞不健康者或角膜变性、外伤致角膜形状者等，以及瞳孔直径偏大者不宜选择该手术。

第六节　葡萄膜疾病

一、概述

葡萄膜炎（uveitis）过去是指葡萄膜本身的炎症，目前在国际上，通常将发生于葡萄膜、视网膜、视网膜血管以及玻璃体的炎症通称为葡萄膜炎，还有人将视乳头的炎症也归类于葡萄膜炎。葡萄膜炎多发于青壮年，易合并全身性自身免疫性疾病，常反复发作，治疗棘手，可引起一些炎症并发症，是一类常见又重要的致盲性眼病。

1. 病因

感染因素、自身免疫因素、创伤及理化损伤、免疫遗传机制。

2. 葡萄膜炎的分类

目前虽然有多种分类方法，但尚无满意的方法。常用的分类方法有以下几种：

①按病因分类。可将其分为感染性和非感染性两大类。

②按临床和病理分类。根据炎症的临床和组织学改变，可将其分为肉芽肿性和非肉芽肿性葡萄膜炎。

③按解剖位置分类。可分为前葡萄膜炎、中间葡萄膜炎、后葡萄膜炎和全葡萄膜炎。

下面以前葡萄膜炎为例进行介绍。

二、前葡萄膜炎

前葡萄膜炎（anterior uveitis）可分为急性前葡萄膜炎和慢性前葡萄膜炎，包括虹膜炎、虹膜睫状体炎和前部睫状体炎三种类型。它是葡萄膜炎中最常见的类型，占我国葡萄膜炎总数的50%左右。

患者可出现眼痛、畏光、流泪、视物模糊，在前房出现大量纤维蛋白渗出或反应性黄斑水肿、视盘水肿时，可引起视力下降；发生并发性白内障或继发性青光眼时，可导致视力严重下降。

主要体征有睫状充血或混合性充血、角膜后沉着物（KP）、前房闪辉、前房细胞、虹膜改变、瞳孔改变、晶状体改变、玻璃体及眼后段改变等。前葡萄膜炎一般无玻璃体浑浊，但偶尔可出现反应性黄斑囊样水肿或视乳头水肿。

（一）急性前葡萄膜炎

1. 临床表现

通常有突发眼痛、眼红、畏光、流泪等症状，检查时可见睫状充血、尘状 KP、明显的前房闪辉、大量的前房细胞，可伴有纤维蛋白渗出、前房积脓、瞳孔缩小、虹膜后粘连等改变。

2. 诊断

根据患者临床表现可做出诊断。

3. 治疗

治疗原则是立即扩瞳以防止虹膜后粘连，迅速抗炎以防止眼组织破坏和并发症的发生。

（二）慢性前葡萄膜炎

1. 临床表现

患者常无睫状充血或有轻微睫状充血，KP 可为尘状、中等大小或羊脂状，可出现 Koeppe 结节和（或）Busacca 结节、虹膜水肿、脱色素、萎缩和后粘连等改变，易发生并发性白内障、继发性青光眼等。

2. 诊断

根据临床表现一般易于诊断，但应注意合并的全身性疾病，特别是发生于 16 岁以下者应详细询问关节炎、皮疹等病史，并进行抗核抗体检查，以确定是否合并幼年型慢性关节炎。

3. 治疗

糖皮质激素、非甾体消炎药和睫状肌麻痹剂是常用的局部治疗药物，但点眼频度应视炎症严重程度而定。对于合并有全身性疾病的患者，如幼年型慢性关节炎、炎症性肠道疾病、Vogt- 小柳原田综合征等的患者，除了局部用药外，还需全身使用其他免疫抑制剂。

第七节　急性闭角型青光眼

一、青光眼的概念

青光眼（glaucoma）是一组以视神经萎缩和视野缺损为共同特征的疾病，病理性眼压增高是其主要危险因素。青光眼是主要致盲眼病之一，其有一定遗传性。图4-13、图4-14 为青光眼的主要体征。

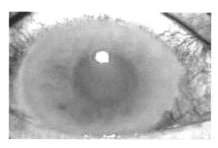

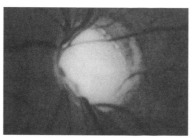

图4-13　青光眼急性发作时角膜雾状水　　　　图4-14　青光眼视盘改变
　　　　　肿的表现

二、青光眼的分类

根据前房角形态（开角或闭角）、病因机制（明确或不明确），以及发病年龄三个主要因素，一般将青光眼分为原发性、继发性和先天性三大类。原发性青光眼又可分为：①闭角型青光眼，包括急性闭角型青光眼、慢性闭角型青光眼；②开角型青光眼，包括慢性单纯性青光眼、低眼压性青光眼。先天性青光眼包括婴幼儿型青光眼、青少年型青光眼、先天性青光眼伴有其他先天异常。

三、急性闭角型青光眼

急性闭角型青光眼是一种以眼压急剧升高并伴有相应症状和眼前段组织病理改变为特征的眼病，其多见于50岁以上老年人，女性更常见，患者常有远视，双眼先后或同时发病。情绪激动、暗室停留时间过长、局部或全身应用抗胆碱药物等均可使瞳孔散大，周边虹膜松弛，从而诱发本病。长时间阅读、疲劳和疼痛也是本病的常见诱因。

1. 病因

目前病因尚未充分阐明。近年应用 UBM 活体观察虹膜形态和房角结构，进一步揭示瞳孔阻滞、周边虹膜异常肥厚堆积和睫状体前位均是闭角型青光眼房角关闭的发病因素。

2. 临床表现及分期

典型的急性闭角型青光眼有几个不同的临床阶段（分期），不同的分期各有其特征及治疗原则。

（1）临床前期

急性闭角型青光眼为双侧性眼病，当一眼急性发作被确诊后，另一眼即使没有任何临床症状也可以诊断为急性闭角型青光眼临床前期。

（2）先兆期

表现为一过性或反复多次的小发作。发作多出现在傍晚时分，突感雾视、虹视，可能有患侧额部疼痛，或伴同侧鼻根部酸胀。上述症状历时短暂，休息后自行缓解或消失。若即刻检查可发现眼压升高，角膜上皮水肿呈轻度雾状，前房极浅，房角大范围关闭，瞳孔稍扩大，光反射迟钝。小发作缓解后，除具有特征性浅前房外，一般不留永久性组织损害。

（3）急性发作期

表现为剧烈头痛、眼痛、畏光、流泪，视力严重减退，常降到不能辨别指数或感知手动，可伴有恶心、呕吐等全身症状。体征有眼睑水肿，混合性充血，角膜上皮水肿，裂隙灯下上皮呈小水珠状，患者可有"虹视"的主诉，角膜后色素沉着，前房极浅，周边部前房几乎完全消失。高眼压缓解后，症状减轻或消失，视力好转，眼前段常留下永久性组织损伤，如扇形虹膜萎缩、色素脱失、局限性后粘连、瞳孔散大固定、房角广泛性粘连。晶状体前囊下有时可见小片状白色浑浊，称为青光眼斑。临床上凡见到上述改变，即可证明患者曾有过急性闭角型青光眼大发作。

（4）间歇期

小发作后自行缓解，房角重新开放或大部分开放，小梁尚未遭受严重损害，不用药或仅用少量缩瞳剂，眼压即可不再升高。

（5）慢性期

急性大发作或反复小发作后，房角广泛粘连（通常 >180度），小梁功能已遭受严重损害，眼压中度升高，眼底常可见青光眼性视盘凹陷，并有相应视野缺损。

（6）绝对期

高眼压持续过久，眼组织，特别是视神经已遭严重破坏，视力已降至无光感且无法挽救的晚期病例，偶尔可因眼压过高或角膜变性而剧烈疼痛。

急性闭角型青光眼的发展过程如图4-15所示。

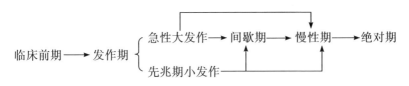

图4-15　急性闭角型青光眼的发展过程

3. 危险因素

伴有远视眼、前房角关闭的家族史、年龄增加、女性、周边前房变浅等。

4. 治疗

①逆转或防止前房角关闭的过程。

②控制眼压升高。

③阻止损伤视神经。

④保存残存视功能。

⑤维持生活质量。

第八节　白内障

晶状体为双凸面、有弹性、无血管的透明组织，具有复杂的代谢过程，其营养主要来源于房水和玻璃体。它是屈光介质重要组成部分。晶状体的主要病变有：①透明度改变，形成白内障；②位置的改变，产生异物和脱位；③先天性晶状体形成和形态异常。晶状体的这些病变都会产生严重视力障碍。晶状体浑浊部位如图4-16所示，正常晶状体如图4-17所示。

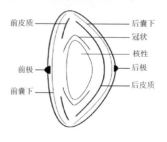

图4-16 晶状体浑浊部位

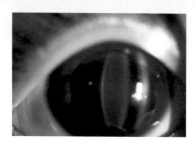

图4-17 正常晶状体

一、晶状体浑浊

晶状体浑浊称为白内障（cataract）（见图4-18、图4-19）。

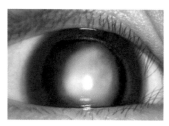

图4-18 晶状体浑浊-1

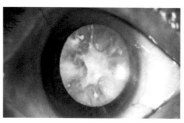

图4-19 晶状体浑浊-2

白内障引起的症状有：

① 视力障碍。它与晶状体浑浊程度和部位有关。

② 对比敏感度下降。在高空间频率上的对比敏感度下降尤为明显。

③ 屈光改变。核性白内障时晶状体核屈光指数增加，晶状体屈折力增强，产生核性近视。如果晶状体内部浑浊程度不一，还可能产生晶状体性散光。

④ 由于晶状体纤维肿胀和断裂，使晶状体内各部分的屈光力发生不一致的变化，产生类似棱镜的作用而引起单眼复视或多视。

⑤ 晶状体浑浊使进入眼内的光线发生散射，干扰了视网膜成

像，一些患者会出现畏光和眩光。

⑥ 晶状体核颜色改变可产生色觉改变，浑浊晶状体对光谱中位于蓝光端的光线吸收增强，使患眼对这些光的色觉敏感度下降。

⑦ 浑浊的晶状体可产生不同程度的视野缺损。白内障的体征是晶状体浑浊，在裂隙灯显微镜下以直接照明法或彻照法可清晰地看到。当晶状体浑浊局限于周边部时，需在散大瞳孔后才能看到。当晶状体浑浊严重时，可在聚光灯下以肉眼可以看到。

二、年龄相关性白内障

年龄相关性白内障（age-relatedcataract）又称老年性白内障（senile cataract），是最常见的白内障类型，多见于50岁以上的中老年人，随着年龄的增加，其患病率和发病率均明显增高。它分为皮质性、核性和后囊下3类。

其病因较为复杂，可能是环境、营养、代谢和遗传等多种因素对晶状体长期综合作用的结果。流行病学研究表明，紫外线照射过多、饮酒过多、吸烟多、妇女生育多、心血管疾病、高血压、精神病、机体外伤等与白内障的形成有关。一般认为氧化作用是导致白内障的最早期变化的主要原因。

临床表现常为双眼患病，但其发病有先后，严重程度也不一致。开始时，其主要症状为随眼球转动的眼前阴影，以及渐进性、无痛性视力减退，最后是仅有眼前手动或仅有光感。由于在病变的过程中，晶状体吸收水分，导致晶状体纤维肿胀，因而注视灯光时有虹视现象。患眼会出现单眼复视或多视。此外，部分患者会出现畏光和眩光。

1. 皮质性白内障

皮质性白内障（cortical cataract）最为常见。按其发展过程分为4期。

（1）初发期

初发期（incipient stage）表现为晶状体皮质内出现空泡、水裂、楔形浑浊和板层分离。初发期的晶状体浑浊发展缓慢，经数年才会发展到下一期（见图4-20）。

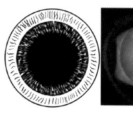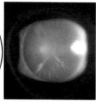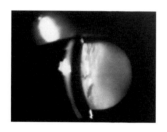

图4-20　白内障初发期　　　图4-21　白内障膨胀期

（2）膨胀期

膨胀期（intumescent stage）又称未熟期（immature stage），该期可诱发急性闭角型青光眼。晶状体呈不均匀的灰白色浑浊。患眼视力明显减退，眼底难以看清。以斜照法检查晶状体时，投照侧虹膜在深层浑浊皮质上形成新月形阴影，称为虹膜投影，这是本期白内障的特点（见图4-21）。

（3）成熟期

成熟期（mature stage）在膨胀期之后，晶状体内水分和分解产物从囊膜内溢出，晶状体又恢复到原来体积，前房深度恢复正常。晶状体浑浊逐渐加重，直至全部浑浊，虹膜投影消失。患眼的视力降至不能感知眼前手动或无光感。眼底不能窥入。从初发期到成熟期可经数十月至数十年不等（见图4-22）。

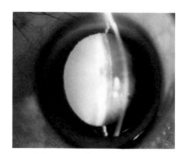

图4-22　白内障成熟期

（4）过熟期

过熟期（hypermature stage）表现为晶状体纤维分解液化，呈乳白色。棕黄色晶状体核沉于囊袋下方，可随体位变化而移动，上方前房进一步加深，称为Morgagnian白内障。当晶状体核下沉后，视力可以突然提高。液化的皮质渗漏到晶状体囊膜外时，可发生诱导性葡萄膜炎、继发性青光眼和晶状体脱位（见图4-23）。

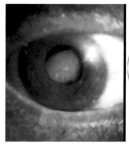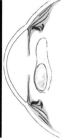

图4-23　白内障过熟期

2. 核性白内障

核性白内障（nuclear cataract）较皮质性白内障少见，发病年龄较早，进展缓慢。浑浊开始于胎儿核或成人核，前者较多见，逐渐发展到成人核，直至其完全浑浊。初期晶状体核呈黄色浑浊，以后逐渐变为棕黄色或棕黑色，此时视力极速减退，眼底已不能看清。晶状体核的这种改变可以持续很久，可以同时出现晶状体皮质浑浊，但不易成熟（见图4-24）。

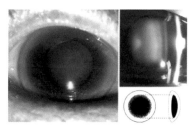

图4-24　核性白内障

3. 后囊膜下白内障

后囊膜下白内障（subcapsular cataract）患者的晶状体后囊膜下浅层皮质出现棕黄色浑浊，为许多致密小点组成，其中有小空泡和结晶样颗粒，外观似锅巴状。由于浑浊位于视轴，所以早期就会出现明显视力障碍。后囊膜下白内障进展缓慢，后期合并晶状体皮质和核浑浊，最后发展到成熟期白内障（见图4-25）。

（1）诊断

在散大瞳孔后，以检眼镜或裂隙灯显微镜检查晶状体。根据晶状体浑浊的形态和视力情况可以做出明确诊断。当视力减退与晶状体浑浊情况不相符合时，需进一步检查，寻找导致视力下降的其他病变，避免因为晶状体浑浊的诊断而漏诊其他眼病。

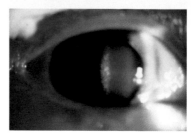

图4-25　后囊膜下白内障

（2）治疗

虽然多年来医学界都在寻找有效药物以预防和延缓年龄相关性白内障的发生和发展，但直至目前尚无疗效肯定的药物。当白内障的发展影响到日常工作和生活时，应当考虑手术治疗。通常采用在手术显微镜下施行的白内障囊外摘除术（包括白内障超声乳化术）联合人工晶状体植入术，可以获得满意的效果。在某些情况下行白内障囊内摘除术，术后给予眼镜、角膜接触镜矫正视力，也可以获得较为满意的结果。

三、先天性白内障

先天性白内障（congenital cataract）是儿童常见眼病，为出生时或出生后第一年内发生的晶状体浑浊，可以为家族性的或散发的，伴发或不伴发其他眼部异常或遗传性和系统性疾病。先天性白内障是造成儿童失明和弱视的重要原因。

1. 病因

先天性白内障的病因可分为遗传因素、环境因素以及原因不明三大类。

2. 临床表现与分类

可为单眼或双眼发生，多数为静止性的，少数出生后继续发展，也有直至儿童期才影响视力。一般根据晶状体浑浊部位、形态和程度进行分类。晶状体浑浊的部位、形态和程度在临床上表现各异，常见的有膜性、核性、绕核性、前极、后极、粉尘状、点状、盘状、缝状、珊瑚状、花冠状、硬核液化以及全白内障等。

许多先天性白内障患者常合并其他眼病或异常，如斜视、眼球震颤、先天性小眼球、视网膜和脉络膜病变、瞳孔开大肌发育不良以及晶状体脱位或缺损、先天性无虹膜、先天性虹膜和（或）脉络膜缺损、瞳孔残膜、大角膜、圆锥角膜、永存玻璃体动脉等。

3. 诊断

主要根据晶状体浑浊部位、形态和程度来诊断。为明确诊断，应针对不同情况选择一些实验室检查，例如糖尿病、新生儿低血糖症者应进行血糖、尿糖和酮体检查。

先天性白内障的瞳孔区有白色反射，这是白瞳症最常见的一种，其他眼病也可造成这种情况，但临床表现、治疗和预后不同，应注意鉴别。

4. 治疗

治疗先天性白内障的目标是恢复视力，减少眼盲的发生。

①对视力影响不大者，如前极白内障、冠状白内障和点状白内障，一般不需治疗，但需定期随诊观察。

②明显影响视力者，如全白内障、绕核性白内障应选择晶状体切除术、白内障囊外摘除术、超声乳化白内障吸除术，对于膜性白内障可选择膜性切开术等。手术愈早，患儿获得良好视力的机会愈大（风疹病毒引起的先天性白内障除外）。

③无晶状体眼需进行屈光矫正和视力训练，治疗弱视，促进融

合功能的发育。常用的矫正方法有眼镜矫正、角膜接触镜和人工晶状体植入。目前认为，一般在1.5～2岁时施行人工晶状体植入手术较好。

四、后发性白内障

后发性白内障（after-cataract）是指白内障囊外摘除术后或外伤性白内障部分皮质吸收后所形成的晶状体后囊膜浑浊（posterior capsular opacities，PCO）。

1. 临床表现

白内障囊外摘除术后，晶状体后囊膜浑浊的发生率可高达50%；儿童期白内障术后几乎均会发生。晶状体后囊膜出现厚薄不均的机化组织和 Elschnig 珠样小体，常伴有虹膜后粘连。其影响视力的程度与晶状体后囊膜浑浊程度和厚度有关。

2. 诊断

有白内障囊外摘除术或晶状体外伤史。应用裂隙灯检查容易确定晶状体后囊膜是否浑浊和浑浊程度。

3. 治疗

当后发性白内障影响视力时，可用 Nd-YAG 激光施行瞳孔区的晶状体后囊膜切开术。如无条件施行激光治疗时，可进行手术将瞳孔区的晶状体后囊膜刺开或剪开。术后眼部滴用糖皮质激素或非类固醇类抗炎眼药水，预防炎症反应，并注意观察眼压的变化。

五、白内障手术与人工晶状体手术

白内障手术是治疗白内障的有效方法，已有悠久的历史。近半个世纪以来，由于手术显微镜、显微手术器械和人工晶状体的应用、缝线材料和局部麻醉方法的改进、显微手术技术的进步，白内障手术取得了重大的进展。

1. 手术适应证

①视力：当白内障引起的视力下降影响到患者工作、学习和生活时，即可进行手术。无论何时决定施行白内障手术，均应当充分考虑到患者的利益和技术条件。

②医疗：因白内障引起眼部其他病变，如晶状体源性青光眼时，或影响其他眼病，如糖尿病视网膜病变的治疗时，应当施行白内障手术。

③美容：虽然患眼已丧失视力，但成熟或过熟的白内障使瞳孔区变成白色，影响美容时，也可以考虑施行白内障手术。

2. 术前准备

①视功能检查：对于成熟期白内障，检查光感、光定位和色觉。对于未成熟期白内障，检查远、近裸眼视力和矫正视力。

②测量眼压，了解是否合并青光眼。

③检查眼前段：应用裂隙灯显微镜检查角膜和虹膜，必要时（如曾做内眼手术者、角膜变性者和年龄大的患者）应当检查角膜内皮细胞数。

④散大瞳孔后应用裂隙灯显微镜检查晶状体浑浊情况，特别注意晶状体核的颜色。核由软变硬的过程中伴随着颜色的变化，颜色越深，核越硬。评价晶状体核硬度对于选择白内障手术方式有重要意义。临床上常用的是 Emery 核硬度分级标准，根据晶状体核的颜色将核硬度分为 5 级：Ⅰ级：晶状体透明，无核，软性；Ⅱ级：晶状体核呈黄白色或黄色，核软；Ⅲ级：晶状体核呈深黄色，中等硬度核；Ⅳ级：晶状体核呈棕色或琥珀色，硬核；Ⅴ级：晶状体核呈棕褐色或黑色，极硬核。

⑤尽可能地了解眼后节的情况，以便判断术后恢复情况。

⑥测量角膜曲率和眼轴长度，计算人工晶状体的度数。

⑦了解全身情况，排除影响手术的严重疾病，如高血压、糖尿病，严重的心、肺和肝疾病，凝血异常等。

⑧冲洗泪道和结膜囊。

⑨术眼滴用抗菌眼药水2～3日，3～4次/日。如果需要紧急手术，至少在术前6小时滴用抗菌眼药水，每半小时一次。

⑩术前尽量散大瞳孔。

3. 手术方法

这里介绍目前主流的白内障手术方式——白内障超声乳化术。白内障超声乳化技术是显微手术的重大成果，与传统白内障手术相比，对眼球的损伤减小到较低程度，从而使角膜术后较传统白内障相比特别清亮，不用缝合，10分钟左右即可完成，视力得以良好改善。超声乳化术采用角巩膜或角膜小切口进行手术，应用超声乳化仪将硬的晶状体核粉碎成乳糜状后吸出（见图4-26）。此项手术切口小，伤口愈合快，视力恢复迅速。此外，还有小切口非超声乳化白内障摘除术，可以在小切口下采用非超声乳化的方法，完成晶状体核的摘除。

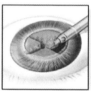

第1步：角膜主切口　　第2步：晶状体乳化吸出　　第3步：人工晶体植入　　第4步：晶体展开，手术完成

图4-26　白内障手术示意图

4. 注意事项

①临床上白内障的类型远比书上复杂，需综合考虑全身状况与眼部情况，才能确定治疗方案。如患者血压控制不稳定，超过

180/100mmHg；血糖超过8.3mmol/L；角膜内皮计数少于1600个/mm²；或有其他眼底疾病，均应谨慎选择手术。

②年龄相关性白内障手术也并非可以使患者完全脱镜，仅能达到更好的光学矫正视力，并减少对眼镜的依赖程度，解除患者对眼盲的担忧。

第九节　玻璃体疾病——飞蚊症

飞蚊症（Floaters）是一种眼科的常见症状，指眼前有小点状、细丝状或网状黑影浮动，特别是在明亮或白色背景的衬托下更为明显，单侧或双侧均可发生。患者一般可以详细描述出黑影的形态和数目，一般不影响视力，仅在黑影面积大且位于视野中央时才可能妨碍视力。

玻璃体液化和玻璃体后脱离是出现飞蚊症的主要原因，其中的1/4可能发生威胁视力的病变，如视网膜裂孔形成。因此，需特别重视突然发生的、黑影较多的，同时伴有视力下降的患者，应散瞳后仔细检查眼底，包括三面镜检查，以明确诊断，及时治疗。也有相当多的飞蚊症并不伴有明显的眼部病变，黑影少且经年不变，对视力也无影响。此类飞蚊症需密切观察，无须特殊治疗。

第十节　视网膜病及视路疾病

一、黄斑疾病

（一）中心性浆液性脉络膜视网膜病变

本病多见于健康状况良好的青壮年男性（25～50岁），单眼或双眼发病，通常表现为自限性疾病，但可复发。

1. 临床表现

患眼视力下降、视物变暗、变形、变小、变远，伴有中央相对暗区；眼前节无任何炎症表现，眼底黄斑区可见1～3PD大小、圆形或椭圆形扁平盘状浆液性脱离区，沿脱离缘可见弧形光晕，中心凹反射消失（见图4-27）。多数病例在3～6个月内自愈，视力恢复，但视物变形和变小可持续一年以上。

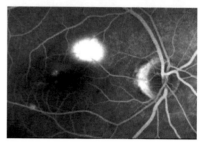

图4-27　中心性浆液性脉络膜视网膜病变

2. 治疗

无特殊药物治疗，但禁用糖皮质激素和血管扩张药。如渗漏点距中心凹200μm以外，可采用激光光凝渗漏点，可促进RPE屏障修复和视网膜下液吸收。

（二）年龄相关性黄斑变性

年龄相关性黄斑变性（age-relatedmacular degeneration，ARMD）患者多为50岁以上，双眼先后或同时发病，视力呈进行性损害。该病是60岁以上老人视力不可逆性损害的首要原因。其发病率随年龄增加而增高。

1. 病因

确切病因尚未明了，可能与遗传因素、黄斑长期慢性光损伤、代谢及营养因素等有关。

2. 临床表现

该病在临床上有如下两种表现类型。

①干性ARMD：又称萎缩性或非新生血管性ARMD。黄斑区可见3PD大小、纵横圆形扁平盘状浆液性脱离区，中心凹反射消失，

盘状脱离区视网膜下可见众多细小黄白点（如图4-28）。

②湿性 ARMD：又称渗出性或新生血管性 ARMD。图4-29 所示为湿性 ARMD 右眼黄斑下方视网膜下及视网膜色素上皮下大片不规则形深红色出血，病变区隆起，超越下血管弓。

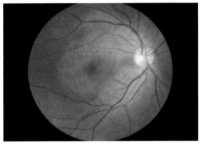
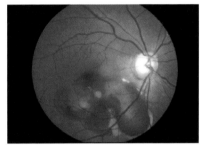

图4-28　黄斑区表现　　　　图4-29　湿性 ARMD

3. 治疗

对萎缩性病变和视力下降者，可行低视力矫治。

二、视网膜脱离

视网膜脱离（retinal detachment，RD）指视网膜神经上皮与色素上皮的分离。根据发病原因分为孔源性、牵拉性和渗出性三类。

（一）孔源性视网膜脱离

孔源性视网膜脱离（rhegmatogenous retinal detachment，RRD）发生在视网膜裂孔形成的基础上，液化的玻璃体经视网膜裂孔进入神经上皮视网膜下，使视网膜神经上皮与色素上皮分离。

1. 病因与发病机制

裂孔性视网膜脱离发生有两大要素：视网膜裂孔形成、玻璃体牵拉与液化。裂孔形成因素有视网膜变性萎缩、玻璃体后脱离及牵拉。老年人、高度近视、无晶状体眼、人工晶状体眼、眼外伤等易发生 RRD。

2. 临床表现

①发病初期有眼前漂浮物，闪光感及幕样黑影遮挡（与 RD 区对应），并逐渐变大。RD 累及黄斑时视力明显减退。

②眼底检查见脱离的视网膜呈灰白色隆起，脱离范围可由局限性脱离至视网膜全脱离（见图4-30）。

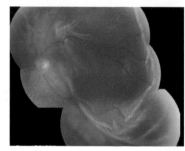

图4-30　左眼视网膜脱离
（脱离的视网膜呈灰白色隆起，脱离的视网膜呈波浪状起伏不平）

3. 治疗

原则是手术封闭裂孔。手术方法有巩膜外垫压术、巩膜环扎术，复杂病例应选择玻璃体切除手术。

（二）牵拉性视网膜脱离

增殖性糖尿病性视网膜病变、早产儿视网膜病变、视网膜血管病变并发玻璃体积血及眼外伤等均可发生玻璃体内及玻璃体视网膜交界面纤维组织的增生，进而造成牵拉性视网膜脱离（tractional retinal detachment，TRD）。大部分眼病可见原发性病变，如糖尿病性视网膜病变、视网膜血管炎等。

（三）渗出性视网膜脱离

渗出性视网膜脱离（exudative retinal detachment，ERD）有两种类型，即浆液性视网膜脱离和出血性视网膜脱离，均无视网膜裂孔。前者见于原田氏病、葡萄膜炎、后巩膜炎、葡萄膜渗漏综合征、恶性高血压、妊娠高血压综合征、中心性浆液性视网膜病变（CSC）、Coats 病、脉络膜肿瘤等。后者主要见于湿性 ARMD 及眼外伤。治疗主要针对原发病。

（四）糖尿病性视网膜病变

糖尿病性视网膜病变（diabeticretinopathy，DR）为最常见的视网膜血管病，是50岁以上人群主要致盲眼病之一，早期无自觉症状，病变发展到黄斑后开始出现不同程度的视力减退。视网膜微血管病变是DR的基本病理过程。具体为：

微血管 → 微血管扩张为 → 微血管 → 无灌注 → 视网膜 → 增殖性病变
细胞损害   动脉瘤、渗漏   闭塞   区形成   缺血缺氧 （新生血管）

糖尿病视网膜病变可分为增殖性和非增殖性。图4-31、图4-32所示为非增殖性及增殖性视网膜病变特征。

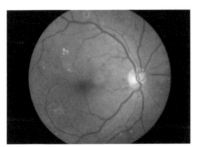 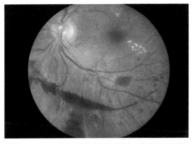

图4-31 右眼非增殖性糖尿病视网膜病变，视网膜散在出血和黄斑区硬性渗出，下血管弓下方可见视网膜的出血

图4-32 左眼增殖性糖尿病视网膜病变，视网膜散在出血和黄斑区硬性渗出，下血管弓下方可见视网膜的出血

1. 临床分期及分级

按DR发展阶段和严重程度，临床分为非增殖性（NPDR）（单纯型或背景型）和增殖性（PDR）（见表4-1、表4-2、表4-3）。

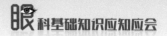

表4-1　糖尿病性视网膜病变的临床分期（一）

（1984年全国眼底病会议制定）

病变严重程度		眼底表现
非增殖性 （单纯性）	I	以后极部为中心，出现微动脉瘤和小出血点
	II	出现黄白色硬性渗出及出血斑
	III	出现白色棉絮斑和出血斑
增殖性	IV	眼底有新生血管或合并有玻璃体积血
	V	眼底新生血管和纤维增殖
	VI	眼底新生血管和纤维增殖，并发牵拉性视网膜脱离

表4-2　糖尿病性视网膜病变新的国际临床分级标准（二）

（2002年国际眼科学术会议拟定）

病变严重程度		散瞳眼底检查所见
无明显视网膜病变		无异常
轻度 NPDR		仅有微动脉瘤
中度 NPDR		微动脉瘤，存在轻于重度 NPDR 的表现
重度 NPDR		出现下列任一改变，但无 PDR 表现。 ①任一象限中有多于 20 处视网膜内出血； ②在 2 个以上象限有静脉串珠样改变； ③在 1 个以上象限有显著的视网膜内微血管异常
PDR		出现以下一种或多种改变： 新生血管形成、玻璃体出血或视网膜前出血
糖尿病性黄斑水肿分级	无明显糖尿病性黄斑	后极部无明显视网膜增厚或硬性渗出
	轻度糖尿病性黄斑	后极部存在部分视网膜增厚或硬性渗出，但远离黄斑中心
	中度糖尿病性黄斑	视网膜增厚或硬性渗出接近黄斑但未涉及黄斑中心
	重度糖尿病性黄斑	视网膜增厚或硬性渗出涉及黄斑中心

表4-3　糖尿病性视网膜病变的临床分期（三）

眼底图	临床分期
	正常眼底
	糖尿病视网膜病变Ⅰ期。 黄斑部可见少量微血管瘤
	糖尿病视网膜病变Ⅱ期。 视网膜可见小出血，微血管瘤，硬性渗出
	糖尿病视网膜病变Ⅲ期。 视网膜可见出血点，微血管瘤，硬性渗出和棉绒斑，是视网膜缺氧的表现
	糖尿病视网膜病变Ⅳ期。 视网膜开始出现新生血管

续上表

眼底图	临床分期
	糖尿病视网膜病变 V 期。 新生血管引起玻璃体出血，并产生纤维增殖
	糖尿病视网膜病变 VI 期。 玻璃体增殖膜引起视网膜牵引性脱离
	糖尿病视网膜病变激光治疗后

2. 治疗

应严格控制血糖，定期进行眼底检查，根据 DR 所处阶段采用针对性治疗。对于重度 NPDR 和 PDR，采取全视网膜光凝（pan retinal photocoagulation，PRP）治疗。如有黄斑水肿，可行黄斑格栅样光凝（gridpattern photocoagulation，GPG）。对已发生玻璃体积血且长时间不吸收、牵拉性视网膜脱离，特别是黄斑受累时，应行玻璃体切除术，术中同时行 PRP。

3. 治疗目标

①视功能改善或保持稳定。

②视力相关的生活质量改善或保持稳定。

③辅以各种保健措施，以便将血糖控制到最佳水平。

4. 随诊建议 （见表4-4）

表4-4　糖尿病患者随诊建议

视网膜病变严重程度	存在 CSME	随诊时间（月）	荧光素血管造影
正常或轻微的 NPDR	否	12	否
轻度至中度 NPDR	否	6～12	否
	是	2～4	经常
重度 NPDR	否	2～4	很少
	是	2～4	经常
非高危 PDR	否	2～4	很少
	是	2～4	经常
高危 PDR	否	2～4	很少
	是	2～4	经常
不活动、退行的 PDR	否	6～12	否
	是	2～4	经常

CSME：临床上有意义的黄斑水肿；NPDR：非增生性糖尿病视网膜病变；PDR：增生性糖尿病视网膜病变。

三、视神经疾病

视神经疾病包括视盘至视交叉以前的视神经段的疾病。

视神经疾病常见病因三要素为炎症、血管性疾病、肿瘤。中老年患者应首先考虑血管性疾病，青年则应考虑炎症、脱髓鞘疾病。

（一）视神经炎

视神经炎（optic neuritis）泛指视神经的炎性脱髓鞘、感染、非特异性炎症等疾病。

1. 病因

较为复杂。常见的有炎性脱髓鞘、感染、自身免疫性疾病，临床上约1/3至半数的病例查不出病因；研究发现其中部分患者可能为 Leber 遗传性视神经病变。

2. 临床表现

炎性脱髓鞘性视神经炎患者表现为视力的急剧下降，可在一两天内视力出现严重障碍，甚至无光感。通常在发病1～2周时视力损害最严重，其后视力逐渐恢复，多数患者经1～3个月视力可恢复正常。

感染性视神经炎和自身免疫性视神经病临床表现与脱髓鞘性视神经炎类似，但无明显的自然缓解和复发的病程，通常可随着原发病的治疗而好转。

3. 诊断

可通过眼部检查、视野检查、视觉诱发电位（VEP）、磁共振成像（MRI）、脑脊液检查等进行诊断。

4. 治疗

可使用糖皮质激素进行治疗，但部分炎性脱髓鞘性视神经炎患者不治疗亦可自行恢复。

（二）视神经萎缩

视神经萎缩指任何疾病引起视网膜节细胞及其轴突发生的病变，一般多为视网膜至外侧膝状体之间的神经节细胞轴突变性。

1. 病因

包括颅内高压或颅内炎症、视网膜病变、视神经病变、压迫性病变、外伤性病变、代谢性疾病、遗传性疾病、营养性因素等。

2. 眼底表现

①原发性：视盘色淡或苍白，边界清楚，视杯可见筛孔，视网

膜血管一般正常。

②继发性：视盘色淡、秽暗，边界模糊不清，生理凹陷消失。视网膜动脉变细，血管伴有白鞘；后极部视网膜可残留硬性渗出或未吸收的出血。

3. 诊断

正常视盘颞侧较鼻侧颜色淡，婴儿视盘颜色较淡，因此不能单凭视盘颜色诊断视神经萎缩，必须结合视力、视野等综合分析。观察视网膜神经纤维层的情况，有助于早期发现视神经萎缩。

4. 治疗

积极治疗其原发疾病。

第十一节 眼眶病——眶蜂窝组织炎

眶蜂窝组织炎（orbital cellulitis）是眶内软组织的急性炎症，属于眼眶特异性炎症的范畴，发病急剧，严重者可引起脑膜炎或形成海绵窦血栓而危及生命。

1. 病因

多见于眶周围结构感染灶的眶内蔓延。眼眶外伤的异物滞留、眶内囊肿破裂也可诱发眶蜂窝组织炎。全身远端的感染灶经血行播散也可致眶蜂窝组织炎。

2. 临床表现

眶隔前蜂窝组织炎主要表现为发热，患眼眼睑肿胀，上睑下垂，睑裂变小，但眼球不受累。病变进一步发展，可导致脓毒性海绵窦血栓静脉炎及脑膜炎、脑脓肿、硬膜外脓肿、视神经炎、视网膜和脉络膜坏死等。

3. 治疗

一经诊断即给予全身足量抗生素治疗，控制炎症；应用脱水剂降低眶内压，保护视神经；眼部用抗生素眼药水、眼膏，保护角膜。炎症得到局限且化脓后，可在超声引导下抽吸脓液或切开引流。

第十二节　斜视与弱视

一、斜视

当眼外肌力量不平衡致使双眼不能同时注视目标，视轴呈分离状态，其中一只眼注视目标，另一眼偏离目标的现象称为斜视，患病率约为3%。

目前临床尚无完善的斜视分类方法，通常有以下几类：

①根据融合功能分为隐斜视，间歇性斜视和恒定性斜视。

②根据眼球运动及斜视角有无变化分为共同性斜视和非共同性斜视。非共同性斜视根据眼球运动限制的原因分为两种，一种是由于神经肌肉麻痹引起的麻痹性斜视，另一种是由于粘连、嵌顿等机械性限制引起的限制性斜视。

③根据注视情况分为交替性斜视和单眼性斜视。

④根据发病年龄分为先天性斜视（婴儿型斜视）和获得性斜视。

⑤根据偏斜方向分为水平斜视〔horizontal strabismus，包括：内斜视（esotropia，ET）（图4-33a）、外斜视（exotropia，XT）（图4-33b）〕、垂直斜视（hypertropia）、旋转斜视（cyclodeviation）和混合型斜视。

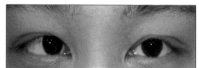

（a）内斜视

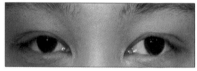

（b）外斜视

图4-33　内斜视和外斜视

（一）共同性斜视

共同性斜视，其支配眼外肌的神经和眼外肌本身一般无器质性病变，多是由于眼外肌力量的不平衡引起的眼位偏斜，可分为共同性外斜视、共同性内斜视和共同性上斜视。

1. 病因

①眼外肌发育异常。

②调节与集合力发生紊乱。

③中枢融合机能不足。

2. 临床表现

①学龄前儿童多发，逐渐发生眼位偏斜，眼球固定一侧，或双眼交替偏斜。

②眼球无运动障碍。

③无复视、无代偿性头位。

④斜视角度在各个不同注视方向相等。

⑤可因斜视而使中枢反馈长期处于抑制状态而导致弱视。

3. 治疗

①矫正屈光不正：儿童用1%阿托品散瞳验光，佩戴合适的眼镜，恢复双眼单视功能。

②斜视眼视力已经减退或已形成斜视性弱视的儿童，应及早进行弱视治疗。

③正位视训练：可用立体镜或同视机等方法训练融合功能以矫正眼位，防止弱视的发生，争取获得立体视觉。

④手术矫正眼位：经上述方法治疗一年后斜视不能消失者，可考虑手术治疗。

（二）非共同性斜视

非共同性斜视是由于眼外肌麻痹引起的眼位偏斜，又称麻痹性斜视。非共同性斜视多由眼外肌本身或其支配神经系统受到损害而发生的器质性病变所致。图4-34所示为右眼先天性上斜肌麻痹发展至非共同性斜视的过程。

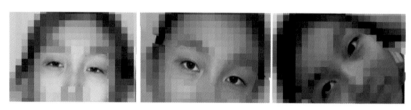

代偿头位：头向左肩倾，头向高位眼倾斜时，受累眼上翻或上斜视度数明显增加，面部发育常不对称

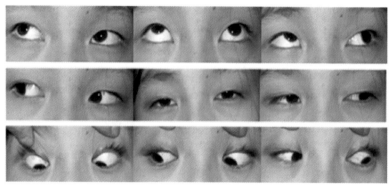

双眼运动表现为受累眼内下转时落后，可伴有内上转时亢进（下斜肌功能亢进）

图4-34 先天性上斜肌麻痹（右眼）

眼外肌麻痹又常常是神经系统疾患在眼部的表现，根据眼球运动及复视像的分析，对神经系统疾病早期诊断具有重要意义。

1. 病因

①颅内疾病：如脑膜炎、乙型脑炎、脑出血、颅脑外伤和颅内肿瘤等病变，影响支配眼外肌的脑神经而引起眼外肌麻痹。

②眶内疾病：如眶蜂窝组织炎、眶内出血、肿瘤或眶骨骨折等原因损伤眼外肌或支配眼外肌的神经，可导致眼外肌麻痹。

③全身疾病：如白喉、全身中毒、多发性硬化、糖尿病等均可损伤神经系统，以及肌源性疾患（如重症肌无力），也可以造成眼外肌麻痹。

2. 临床表现

任何年龄均可发病，起病较急，可伴全身症状。

①眼球运动受限。

②眼位偏斜。

③注视方向不同斜视角度不等。

④复视现象。

⑤代偿性头位。

3. 治疗

①病因治疗：针对颅内疾患、眶内疾患及全身病的治疗，必要时请神经科会诊。

②交替遮盖单眼，以暂时消除复视干扰，也可采用棱镜片消除复视。

③应用维生素 B 族、能量合剂等药物治疗，以促进神经功能的恢复。

④病因已除，经 6 个月以上保守治疗斜视不能恢复者，可以考虑手术治疗。

二、弱视

弱视的患病率为 2%～4%，为视觉发育相关性疾病，所以了解视觉发育对弱视的诊断、治疗及预防有重要意义。

1. 弱视

弱视是视觉发育期内由于异常视觉经验（单眼斜视、屈光参差、高度屈光不正以及形觉剥夺）引起的单眼或双眼最佳矫正视力下降，眼部检查无器质性病变。

2. 儿童视觉发育

儿童视力是逐步发育成熟的，儿童视觉发育的关键期为0～3岁，敏感期为0～12岁，双眼视觉发育6～8岁成熟。不同的发育阶段不仅视力有差别，不同检查方法检出的视力正常值也不同。从不同阶段视力发育的标志，可以看出在弱视诊断时应注意年龄因素。具体见表4-5、表4-6。

表4-5　使用不同方法检测儿童视力正常值

年龄	视力检查	正常值	年龄	视力检查	正常值
0～2岁	VEP	0.67（1岁）	2～5岁	HOTV视力表	0.5～1.0
0～2岁	选择性观看	0.67（2岁）	2～5岁	E字游戏	0.5～1.0
2～5岁	Allen图片	0.5～1.0	>5岁	Snellen视力表	0.67～1.0

表4-6　不同阶段视力发育的标志

年龄	视力发育标志
0～2岁	出现瞳孔反应/偶见注视和追随现象/出现冲动性扫视样运动/眼位：向外偏斜多见，向内偏斜少见
2～6个月	注视性质为中心注视，出现追随现象/存在精确的双眼平滑追随运动/单眼追随运动不对称/眼位：极少有向外偏斜，无向内偏斜
6个月～2岁	注视性质为中心注视，可有准确的平滑追随运动/眼位：正位
3～5岁	20/40，Snellen视力表两眼视力相差不超过两行
>5岁	20/30，Snellen视力表两眼视力相差不超过两行

3. 弱视诊断标准

弱视诊断时要参考不同年龄儿童正常视力下限：3岁儿童正常视力参考值下限为0.5，4～5岁为0.6，6～7岁为0.7，7岁以上为0.8。两眼最佳矫正视力相差2行或更多，较差的一眼为弱视。如果幼儿视力不低于同龄儿童正常视力下限，双眼视力相差不足2行，又未发现引起弱视的危险因素，则不宜草率诊断为弱视，可以列为观察对象。

4. 弱视的分类

（1）斜视性弱视

斜视性弱视发生在单眼性斜视，双眼交替性斜视不形成斜视性弱视。

（2）屈光参差性弱视

由于两眼的屈光参差较大，黄斑形成的物像大小及清晰度不等，屈光度较大的一眼存在形觉剥夺，导致发生屈光参差性弱视。

（3）屈光不正性弱视

屈光不正性弱视多发生于未佩戴屈光矫正眼镜的高度屈光不正患者。

（4）形觉剥夺性弱视

形觉剥夺性弱视多发生在有屈光间质浑浊的儿童（如先天性白内障、角膜浑浊），完全性上睑下垂，医源性眼睑缝合或遮盖等情况。

5. 弱视的治疗

一旦确诊为弱视，应立即治疗，否则年龄超过视觉发育的敏感期，弱视治疗将变得非常困难。弱视的疗效与治疗时机有关，发病越早，治疗越晚，疗效越差。治疗弱视的基本方法为精确的配镜和对优势眼的遮盖。具体有：①消除病因；②遮盖治疗；③光学药物疗法（压抑疗法）；④其他治疗；⑤综合疗法。

第十三节　眼外伤

一、眼异物伤

眼异物伤比较常见。大多数异物为铁质磁性金属，也有非磁性金属异物如铜和铅。非金属异物包括玻璃、碎石及植物性（如木刺、竹签）和动物性（如毛、刺）异物等。图4-35为各种位置的眼球内外异物。

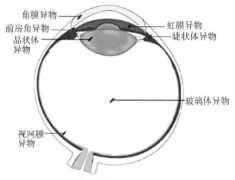

图4-35　各种位置的眼球内外异物

（一）眼球外异物

1. 分类

（1）眼睑异物

眼睑异物多见于爆炸伤时，可使眼睑布满细小的火药渣、尘土及沙石。对较大的异物可用镊子夹出。

（2）结膜异物

结膜异物常见的有灰尘、煤屑等，多隐藏在睑板下沟、穹窿部及半月皱襞。异物摩擦角膜会引起刺激症状。可在用表面麻醉剂点眼后，用无菌湿棉签拭出异物，然后点抗生素滴眼液。

（3）角膜异物

角膜异物以铁屑、煤屑较多见，有明显刺激症状，如刺痛、流泪、眼睑痉挛等。铁质异物可形成锈斑。植物性异物容易引起感染。

（4）眶内异物

眶内异物常见的有金属弹片、气枪弹，或木、竹碎片。可有局部肿胀，疼痛。若合并化脓性感染时，可引起眶蜂窝组织炎或瘘道。眶内金属异物多被软组织包裹，可不必勉强摘出。但植物性异物会引起慢性化脓性炎症，应尽早完全取出。

2. 治疗

对角膜浅层异物，可在表面麻醉下，用盐水湿棉签拭去。较深的异物可用无菌注射针头剔除。如有锈斑，尽量一次刮除干净。对多个异物可分期取出，即先取出暴露的浅层异物，对深层的异物暂不处理。若异物较大，已部分穿透角膜进入前房，应行显微手术摘除异物。挑取异物时应严格执行无菌操作，否则有引起化脓性角膜溃疡的危险。异物取出后，点抗生素滴眼液或眼膏。

（二）眼球内异物

眼内异物（intraocular foreign body）是严重危害视力的一类眼外伤。任何眼部或眶外伤，都应怀疑并排除异物。敲击金属是最常见的受伤方式，而高速小金属片可由锤子和机械上飞出，易被忽视。异物的损伤因素包括机械性破坏、化学及毒性反应、继发感染等。除穿通伤之外，还有异物特殊的损害。

1. 病理和临床表现

眼内的反应取决于异物的化学成分、部位和有无感染。

（1）不活泼的无菌异物

如石、沙、玻璃、瓷器、塑料、睫毛等，一般能耐受。铁、铜、铝、锌是常见的反应性异物，后两种引起轻微炎症，可包裹；若异物很大可刺激炎症，引起细胞增生、牵拉性视网膜脱离、眼球萎缩。异物也可移位。

（2）铜质沉着症

纯铜有特别的毒性，引起急性铜质沉着症和严重炎症，需要立即摘除。铜离子亲合膜性结构，典型的表现是在后弹力层沉着，绿色房水颗粒，虹膜变绿色，向日葵样白内障，棕红玻璃体浑浊，条索形成，视网膜血管上和黄斑区有金属斑。金属弥散后，摘除异物不能减轻损害。

（3）铁质沉着症

铁片与玻璃体或眼内组织接触后，可引起脂质过氧化、细胞膜损伤以及酶失活，造成严重结构与功能损害。损害后可出现夜盲、向心性视野缺损、失明等。

2. 诊断

可根据外伤史（如敲击金属，爆炸伤等）临床表现和影像学检查进行诊断。

3. 治疗

球内异物一般应及早手术取出。手术方法取决于异物位置、磁性、可否看见、是否包裹及其并发症。

二、眼球穿通伤

眼球穿通伤是指由于锐器的刺入、切割造成眼球壁的全层裂开，伴或不伴有眼内损伤或组织脱出，以刀、针、剪刺伤等较常见。其预后取决于伤口部位、范围和损伤程度，有无感染等并发症，以及治疗措施是否及时适当。

1. 临床表现

按伤口的部位，可分为三类。

（1）角膜穿通伤

角膜穿通伤较常见，可分为单纯性角膜穿透伤和复杂性角膜穿透伤。

①单纯性角膜穿透伤：角膜伤口较小且规则，常自行闭合，无虹膜嵌顿。

②复杂性角膜穿透伤：伤口大，不规则，常有虹膜脱出及嵌顿，前房变浅（如图4-36），可伴有晶状体破裂及白内障，或眼后

段损伤。有明显的眼痛、流泪和视力下降。

（2）角巩膜穿通伤

角巩膜穿通伤伤口累及角膜和巩膜，可引起虹膜睫状体、晶状体和玻璃体的损伤、脱出以及眼内出血，伴有明显眼痛和刺激症状，视力明显下降。

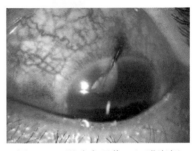

图4-36 眼球穿通伤，虹膜嵌顿

（3）巩膜穿通伤

较小的巩膜伤口容易忽略，伤口表面仅见结膜下出血。大的伤口常伴有脉络膜、玻璃体和视网膜的损伤及出血，预后差。

2. 治疗

伤后立即包扎伤眼，送眼科急诊处理。治疗原则是：①初期缝合伤口，恢复眼球完整性；②防治感染等并发症；③必要时行二期手术。

三、酸碱化学伤

化学性烧伤是由于化学物品的溶液、粉尘或气体接触眼部所致。多发生在化工厂、实验室或施工场所，其中常见的有酸、碱烧伤，都需要作为急诊处理。

1. 临床表现与并发症

根据酸碱烧伤后的组织反应，可分为轻、中、重三种不同程度的烧伤。

（1）轻度烧伤

轻度烧伤多由弱酸或稀释的弱碱引起。眼睑与结膜轻度充血水肿，角膜上皮有点状脱落或水肿。数日后水肿消退，上皮修复，不留瘢痕，无明显并发症，视力多不受影响。

（2）中度烧伤

中度烧伤由强酸或较稀的碱引起。眼睑皮肤可起水疱或糜烂；结膜水肿，出现小片状缺血坏死；角膜有明显浑浊水肿，上皮层完全脱落，或形成白色凝固层。治愈后可遗留角膜斑翳，影响视力。

（3）重度烧伤

重试烧伤大多为强碱引起。结膜出现广泛的缺血性坏死，呈灰白色浑浊；角膜全层灰白或者呈瓷白色。可出现角膜溃疡或穿孔、葡萄膜炎、继发性青光眼和白内障等。由于结膜上皮的缺损，在愈合时可造成睑球粘连、假性翼状胬肉等，最终导致视功能或眼球的丧失。

碱烧伤后会立即引起巩膜收缩、小梁网受损，使眼压迅速升高；2～4h 后，由于前列腺素释放，使眼压再次升高。同时，因为角膜浑浊，所以不容易检测眼压。

此外，眼睑、泪道的烧伤还可引起眼睑畸形、眼睑闭合不全、泪溢等并发症。

2. 急救和治疗

（1）急救

争分夺秒地在现场彻底冲洗眼部，是处理酸碱烧伤的关键，及时彻底冲洗能将烧伤程度减到最低。应立即就地取材，用大量清水或其他水源反复冲洗至少30min 以上，冲洗时应翻转眼睑，转动眼球，暴露穹窿部，将结膜囊内的化学物质彻底洗出。送至医疗单位后，根据时间早晚也可再次冲洗，并检查结膜囊内是否还有异物存留。根据情况也可进行前房冲洗术。

（2）后继治疗

①早期治疗：局部和全身应用抗生素控制感染。

②切除坏死组织，防止睑球粘连。

③应用胶原酶抑制剂，防止角膜穿孔。

④晚期治疗：针对并发症进行。如矫正睑外翻、睑球粘连，进行角膜移植术等。出现继发性青光眼时，应用药物降低眼压，或行睫状体冷凝术。

第十四节　全身疾病的眼部表现

一、动脉硬化与高血压

（一）动脉硬化性视网膜病变

动脉硬化的共同特点是动脉非炎症性、退行性和增生性病变，一般包括老年性动脉硬化、动脉粥样硬化和小动脉硬化等。老年性动脉硬化多发生在50岁以上，为全身弥漫性动脉中层玻璃样变性和纤维样变性。动脉粥样硬化在眼部多累及视网膜中央动脉视神经内段、视盘筛板区及视盘附近的主干动脉。

动脉硬化性视网膜病变（arteriosclerotic retinopathy）主要表现为：①视网膜动脉弥漫性变细、弯曲度增加、颜色变淡、动脉反光增宽，血管走行平直；②动静脉交叉处可见静脉隐蔽和静脉斜坡现象；③视网膜，特别是后极部可见渗出和出血，一般不伴有水肿。

（二）高血压性视网膜病变

高血压分为原发性和继发性两大类。原发性高血压（primary hypertension）占高血压患者的95%以上，其中70%有眼底改变。眼底改变与年龄、血压升高的程度、病程的长短有关；年龄愈大、病程愈长，眼底改变的发生率愈高。

高血压性视网膜病变（hypertension retinopathy，HRP）可分为慢性和急性。慢性HRP视网膜动脉的改变表现为血管痉挛、变窄，血管壁增厚，严重时出现渗出、出血和棉絮斑。急进型 HRP 多见于 40 岁以下青年，最主要的改变是视盘水肿和视网膜水肿，称为高血压性视神经视网膜病变（hypertensive neuroretinopathy）；同时可见视网膜火焰状出血、棉絮斑、硬性渗出及脉络膜梗塞灶（Elschning 斑）。

高血压患者除了出现高血压性视网膜病变外，还可出现视网膜静脉阻塞、缺血性视神经病变、眼运动神经麻痹、视网膜动脉阻塞和渗出性视网膜脱离等。

二、甲状腺相关眼病

甲状腺相关眼病（thyroid associated ophthalmopathy，TAO）过去命名多而混乱，如 Graves 眼病、眼型 Graves 病等。虽名称有别，但均具有相同的临床特点，即伴有迟发的丘脑 – 垂体 – 甲状腺内分泌功能异常及出现眼部病变，因此，现在仍有学者沿用过去的命名。

1. 病因

至今尚未完全揭示清楚。但已得到公认，是一种自身免疫或器官免疫性疾病，与全身内分泌系统的功能状态密切相关。

2. 临床表现

研究证实病变主要累及眼眶的横纹肌、平滑肌、脂肪组织、泪腺及结缔组织，临床表现复杂多样。伴有甲状腺机能亢进的患者尚有全身症状，如急躁，基础代谢率增高，脉搏加快，消瘦，食欲增加，手震颤等。

3. 诊断

有典型的临床表现和影像学特征。

4. 治疗

包括全身和眼部治疗。

①全身治疗：主要是控制甲状腺机能亢进，应在内分泌科医师

指导下进行。

②眼部治疗：包括药物治疗、放射治疗和手术治疗。

三、糖尿病

糖尿病（diabetic mellitus）是由多种病因引起，以糖代谢紊乱为主的常见的全身性疾病。糖尿病引起的眼部并发症很多，包括糖尿病视网膜病变（diabetic retinopathy，DR）、糖尿病性白内障（diabetic cataract）、晶状体屈光度改变、虹膜睫状体炎、虹膜红变和新生血管性青光眼等，其中 DR 是糖尿病最严重的并发症之一。其发病率与糖尿病的病程、发病年龄、遗传因素和控制情况有关，肥胖、吸烟、高血脂、妊娠、高血压、肾病等可加重 DR。

（一）糖尿病性视网膜病变

视网膜微循环异常是 DR 的基础。

1. 非增生性 DR

①微动脉瘤：是临床上最早出现的、比较确切的 DR 体征。

②视网膜内出血：位于毛细血管静脉端，视网膜深层，呈圆形斑点状或火焰状。

③硬性渗出：位于视网膜内丛状层和内核层之间。黄斑的硬性渗出是严重影响视力的主要原因。

④视网膜水肿：临床上表现为视网膜肿胀变厚，呈不透明外观，黄斑水肿表现为囊样，荧光血管造影表现为黄斑拱环扩大（见图4-37）。

2. 增生性 DR

最主要标志是新生血管形成。表现为视网膜大血管附近卷曲的细血管网，可引发牵拉性视网膜脱离。新生血管是引起出血（包括视网膜前出血和玻璃体出血）的主要原因；轻度视盘或盘周新生

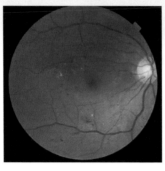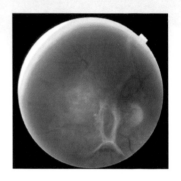

图4-37　非增生性DRP（Ⅱ期）　　图4-38　增生性DRP（Ⅳ期）

血管，伴有玻璃体出血或视网膜前出血；中度或重度的视盘新生血管，伴有或不伴有玻璃体出血；同时，新生血管也是增殖性视网膜病变（PDR）的高危因素。图4-38是增生性DRP（Ⅳ期）的典型体征。

（二）糖尿病性白内障

白内障是糖尿病的并发症之一，可分为两种类型：真性糖尿病性白内障和糖尿病年龄相关性白内障。

1. 临床表现

糖尿病患者中年龄相关性白内障较为多见，其临床表现与无糖尿病的年龄相关性白内障相似，但发生较早，进展较快，容易成熟。

2. 诊断

根据糖尿病的病史和白内障的形态可做出诊断。

3. 治疗

在糖尿病白内障的早期，若积极治疗糖尿病，晶状体浑浊可部分消退，视力有一定程度的改善。当白内障明显影响视力，妨碍患者的工作和生活时，可在血糖控制稳定下进行白内障摘除术。

（三）屈光不正

血糖升高时，患者由正视可突然变成近视，或原有的老视症状减轻。发病机制为血糖升高、血液内无机盐含量降低、房水渗透压下降，导致房水渗入晶状体，晶状体变凸，屈光度增加。血糖降低时，又可恢复为正视眼，当阅读时又需要佩戴老花镜。

（四）眼球运动神经麻痹

糖尿病是其常见原因，可出现眼外肌运动障碍和复视，如外展神经麻痹或动眼神经麻痹；一般可以逐渐恢复。

（五）其它

糖尿病患者的并发症还有虹膜睫状体炎、虹膜新生血管和新生血管性青光眼等，其中虹膜睫状体炎多见于青少年型糖尿病。而成年发病的糖尿病与开角型青光眼亦有相关性。糖尿病患者是原发性开角型青光眼的高危人群，糖尿病患者高眼压和开角型青光眼的发病率升高。目前认为是由于糖尿病累及小血管，使视神经对压力相关的损害更加敏感所致。此外，糖尿病患者还常伴有泪膜稳定性的降低、球结膜小血管迂曲扩张并有微血管瘤、角膜知觉下降、视乳头病变和星状玻璃体变性等。

四、麻疹

母亲妊娠前3个月内感染麻疹（measles），可引起新生儿白内障和色素性视网膜病变。麻疹患儿初期表现为急性卡他性结膜炎，皮疹出现后1～2周内，可引起双侧视神经视网膜炎，表现为视盘水肿、视网膜静脉扩张、黄斑区星芒状改变。麻疹的主要后果之一是迟发性亚急性硬化性全脑炎，其中50%可引起眼部损害，表现为幻视或皮质盲、眼球运动障碍、视神经炎、视神经萎缩、视神经视网膜炎及坏死性视网膜炎等；部分患儿因高热引起消耗增加，导致维生素 A 缺乏出现角膜软化。

五、流行性腮腺炎

妊娠期妇女如果患腮腺炎（epidemic parotitis），则生出的婴儿会有小眼球、小角膜、角膜浑浊、先天性白内障及眼球震颤、视神经萎缩等先天异常的可能。

儿童感染腮腺炎，眼部可表现为滤泡性结膜炎、角膜炎、巩膜炎、虹膜炎或葡萄膜炎、青光眼、眼外肌麻痹、泪腺炎及视神经炎。视神经炎是脑膜炎和脑炎最常见的眼部并发症，通常为双侧发病。

六、早产儿视网膜病变

早产儿视网膜病变（retinopathy of prematurity，ROP）以往曾称为 Terry 综合征或晶状体后纤维增生症（retrolental fibroplasia），但后者仅反映了该病的晚期表现。孕期 34 周以下、出生体重小于 1500g、生后有吸氧史的产儿，其发生率约 60%，孕期更短或出生体重更低者，发生率可达 66%～82%。

1. 病因

因高浓度氧导致未完全血管化的视网膜产生血管收缩和血管增殖而引起。正常视网膜血管约在胚胎 36 周时发育达到鼻侧边缘，40 周时达到颞侧缘。此期内暴露于高浓度氧，引起毛细血管内皮细胞损伤，血管闭塞，刺激纤维血管组织增生。

2. 病程与分期

根据早产儿视网膜病变国际分类法，可按部位及严重程度进行分类。

（1）按部位分

Ⅰ 区：以视盘为中心，60 度范围内的后部视网膜；

Ⅱ区：从Ⅰ区向前到鼻侧锯齿缘的距离的圆形范围；

Ⅲ区：余下的颞侧周边视网膜。

范围按累及的钟点数目计。

（2）按严重程度分

第1期：在血管化与非血管化视网膜之间存在分界线；

第2期：分界线抬高、加宽、体积变大，形成嵴；

第3期：嵴伴有视网膜外纤维血管组织增生，按增生量可分为轻、中、重；

第4期：不完全视网膜脱离，可分为中心凹不累及和中心凹累及；

第5期：漏斗状视网膜全脱离，前部及后部可分别开放或关闭。

此外，视网膜后极部血管扩张、扭曲，称为"附加"病变，预示急性进展。

3. 治疗

ROP一旦发生，进展很快，可有效治疗的时间窗口很窄，因此应对37周以下的早产儿及时检查，对高危者应每周检查。在第2～3期可行激光或冷冻治疗，凝固无血管区。第4～5期，行玻璃体手术切除增殖的纤维血管组织，同时做光凝，以挽救视力。

七、药源性眼病

许多全身药物可以引起眼部病变，如影响眼压的全身应用的药物有糖皮质激素、氯胺酮（ketamine）、琥珀酰胆碱（succinylcholine）、抗胆碱能药物（anticholinergics）等。引起白内障的全身应用的药物包括糖皮质激素、氯丙嗪。引起角膜病变的全身应用的药物有：糖皮质激素、氯丙嗪、乙胺碘呋酮等。引起眼底病变的全身应用的药物有氯丙嗪、洋地黄、乙胺丁醇、避孕药等。

眼科医师应该掌握全身用药对眼部的影响和干扰，从而更好地指导临床合理用药。

1. 糖皮质激素

长期眼周局部应用或全身应用糖皮质激素均可引起原发性开角型青光眼。糖皮质激素引起的青光眼（corticosteroid-induced glaucoma）的过程和临床表现与原发性开角型青光眼相似，但只有少数患者有临床意义的眼压升高，其机制与小梁网部房水流出阻力增加有关。在选择糖皮质激素治疗疾病时，可以选择对眼压影响小的药物，同时也应注意内源性糖皮质激素水平过高的患者，如Cushing综合征患者也可以引起眼压升高，但通常在切除了引起糖皮质激素生成的肿瘤或增生组织后，眼压即可恢复正常。

此外长期全身应用糖皮质激素还可引起白内障，诱发或加重单纯疱疹病毒性角膜炎。如角膜上皮不完整，局部应用可引起真菌过度生长。治疗全身性血管病时，全身用药可能会导致浆液性视网膜脱离，甚至形成泡状视网膜脱离。

2. 乙胺丁醇

少数患者长期应用后可出现视神经炎（每日用量超过25mg/kg）、视交叉受损，后者可引起双颞侧偏盲，停药后可恢复。

3. 利福平

应用利福平的眼部表现有：有色泪液，呈桔红色、粉红色或红色泪液；渗出性结膜炎；睑缘结膜炎等。

第五章

定期筛查与评估

第一节　成人定期筛查

在不知道是否有眼病或是否有发生眼病的危险因素的成人中，定期进行眼部综合评估可以发现常见的眼部疾病，提供早期治疗，保存视功能，并可发现可能危及生命的全身疾病的体征。定期的成人眼部综合评估也可以对曾患过眼病或有危险因素的人评价是否出现新的症状和监察患者的病情。

由于视力会影响到日常的生活，因此眼病对公共卫生的影响是明显的。通过有效的眼保健和眼病的治疗可以保存视力，提高生活质量和身体的机能。已有研究表明，治疗眼病后视功能可以得到改善，同时患者的生活满意度、精神健康、家庭生活和社会生活能力也都能够得到改善。下面我们将人群分为三类具体阐述。

1. 无危险因素的人群（Ⅰ类）

如果首次综合眼科评估结果为正常，或只有屈光状态异常而需要配眼镜矫正时，眼科医师可以建议患者间隔适当的时间后再次检查。检查频率可参考表5-1。

表5-1　没有危险因素的成人综合眼科检查的频率

年龄	检查频率	年龄	检查频率
65 岁以上	每1～2 年	40～54 岁	每2～4 年
55～64 岁	每1～3 年	40 岁	每5～10 年

2．有危险因素的患者（Ⅱ类）

眼科检查发现提示为潜在异常的一些情况，或发现有可能引起眼病的危险因素，但是又不需要进行干预，这样的患者被定义为具有危险因素的患者。具有这些情况的患者需要密切监察眼部情况，按时复诊，以便发现疾病的早期征象。部分具有危险因素患者的综合眼部评估的检查频率见表5-2。

表5-2　具有危险因素患者的综合眼部评估

状况/危险因素	检查频率*	
	推荐的首次检查时间	推荐的随诊时间
糖尿病		
1 型	发病后5 年	每年1 次
2 型	确诊时	每年1 次
妊娠前（1 型和2 型）	怀孕前和妊娠前3 个月	没有或轻度或中度NPDR：每3～12 个月1 次；重度 NPDR 或更为严重者：每1～3 个月1 次
具有青光眼危险因素（如 IOP 升高、青光眼家族史等）		
65 岁或以上	每6～12 个月	
55～64 岁	每1～2 年	
40～54 岁	每1～3 年	

状况 / 危险因素	检查频率 *
40 岁以下	每2～4 年

* 发现异常可增加随诊频率。

IOP 代表眼压；NPDR 代表非增生性糖尿病视网膜病史。

3．需干预的情况 （Ⅲ类）

眼科医师需给予药物治疗，安排其他检查、治疗或随诊。当有指征时可采取非手术措施或手术措施，包括激光治疗等。对于具有非眼部异常的患者，眼科医师将安排进一步会诊、转诊。

第二节　儿童眼部评估

在整个儿童期需要进行多个项目筛查，因为不同儿童时期的眼病发病情况各不相同。为此，在新生儿期及以后健康监察随访过程中，应该以适应于该年龄段的检查方法对小儿眼睛和视力进行评估（见表5-3）。

根据筛查结果进行儿童综合眼科评估，可以做出以下诊断，但并不局限于这些诊断：早产儿视网膜病变、视网膜母细胞瘤、先天性白内障、先天性青光眼、白瞳症、角膜浑浊相关疾病、儿童视网膜营养不良 / 变性、虹膜或视网膜缺损、结膜炎、鼻泪管阻塞、眼球震颤、视觉发觉延迟、斜视、弱视、屈光不正、上睑下垂。

表5-3　儿童眼部筛查评估的年龄和相应检查方法推荐表

推荐年龄	检查方法	需向眼科医师转诊的适应证
出生至3个月	红光反射 望诊	异常或双侧不对称 眼部结构异常

续上表

推荐年龄	检查方法	需向眼科医师转诊的适应证
3～6 个月	注视和跟随检查 红光反射 望诊	检查配合的婴幼儿不能注视和跟随； 异常或双侧不对称； 结构异常
6～12 个月或能够通过交谈配合视力检查的孩子	单眼注视和跟随试验 交替遮盖试验 角膜光反射 红光反射 望诊 德视宝自动验光仪	不能注视和跟随； 遮盖一眼，另眼注视目标，双眼注视不平衡； 双眼不对称； 异常或双眼不对称；结构异常； 筛查屈光状态
3 岁左右	视力（单眼） 角膜光反射 / 遮盖 – 去遮盖试验 红光反射 望诊	0.4 或更差，或双眼视力差 2 行； 双眼不对称 / 眼再注视运动； 异常或双眼不对称； 结构异常
5 岁左右	视力（单眼） 角膜光反射 / 遮盖 – 去遮盖试验 红光反射 视诊	0.5 或更差，或双眼视力差 2 行； 双眼不对称 / 眼再注视运动； 异常或双眼不对称； 结构异常
5 岁以后每1～2 年	视力（单眼） 角膜光反射 / 遮盖 – 去遮盖试验 红光反射 视诊	0.7 或更差，或双眼视力差 2 行； 双眼不对称 / 眼再注视运动； 异常或双眼不对称； 结构异常

尽管当检查不明确或结果不满意时，孩子可以重新做检查，但要尽量避免过度拖延检查。如果复查时仍无结果，则建议做小儿综合眼部医疗评估。

小儿眼部评估中，部分患儿家属比较关心屈光度数，目前可以通过"德宝视儿童自动验光仪"，较准确地获得出生6个月～12岁婴幼儿的屈光状态，达到早发现、早干预、愈后良好的效果；在没有儿童自动验光仪的情况下，现提供一般的指南供参考，见表5-4、表5-5。

表5-4 婴儿和低龄儿童屈光不正指南

情况	屈光不正（屈光度，D）		
	小于1岁	1～2岁	2～3岁
屈光均衡（双眼相似的屈光不正）			
近视眼	−5.00 或以上	−4.00 或以上	−3.00 或以上
远视眼（无显性斜视）	+6.00 或以上	+5.00 或以上	+4.50 或以上
远视眼合并内斜	+2.50 或以上	+2.00 或以上	+1.50 或以上
散光眼	3.00 或以上	2.50 或以上	2.00 或以上
屈光参差（无斜视）			
近视眼	−4.00 或以上	−3.00 或以上	−3.00 或以上
远视眼	+2.50 或以上	+2.00 或以上	+1.50 或以上
散光眼	2.50 或以上	2.00 或以上	2.00 或以上

* 如果儿童有斜视，屈光参差矫正的阈值应当要降低。

表5-5 小儿综合眼部医疗评估的适应证

适应证	具体举例
筛查结果异常	红光反射异常或双眼不对称； 眼部结构异常； 眼位或眼球运动异常。 3～3.5 岁及以上，不能做视力筛查； 3 岁时视力 0.4 或更差，或双眼视力相差两行； 5 岁时视力 0.5 或更差，或双眼视力相差两行； 6 岁及 6 岁以上，视力 0.7 或更差，或双眼视力相差两行
根据病史或家庭成员发现眼病体征	眼球注视或双眼相互作用缺陷； 光反射异常（包括角膜光反射和眼底红光反射）； 眼位和眼球运动异常、眼球震颤、头位歪斜、斜视； 持续性流泪、持续性眼部分泌物、持续性眼红、持续性畏光眼睑闭合； 学习困难
具有危险因素（全身健康问题、系统性疾病、应用已知与眼部疾病或视力异常有关的药物）	早产儿； 围产期并发症（在出生和出生后 6 个月时评估）； 神经系统疾病或神经发育延迟（自诊断后开始）； 青少年类风湿关节炎（自诊断后开始）； 糖尿病（发病后 5 年开始，每年检查一次）； 具有眼部表现的系统性综合征（出生 6 个月或诊断后开始）； 长期全身应用糖皮质激素或已知能够引起眼病的其他药物（如羟氯喹）
能够引起眼部或视力异常或与眼部或视力异常有关的家族疾病史	视网膜母细胞瘤、儿童白内障、儿童青光眼； 视网膜营养不良/变性； 斜视、弱视； 儿童早期佩戴眼镜； 镰刀细胞病； 具有眼部表现的系统性综合征

　　由于病变的快速进展可能会威胁到视觉系统的正常发育，因此婴幼儿一旦发现上述情况，应尽快转诊给眼科医师，并由眼科医师安排一系列的眼科检查评估治疗。

　　［注：本节表5-3、表5-5为赵家良编译《眼科临床指南》（第1版）内容。］

第六章

患者关心的常见问题

第一节　屈光不正相关问题

1. 屈光不正的矫正方法都有哪些?

答：矫正和治疗屈光不正的方法目前主要分3种类型：框架眼镜、角膜接触镜和屈光手术。不管采用何种方式，其光学原理均为通过镜片或改变眼屈光面的折射力，达到在视网膜上清晰成像的目的。

2. 激光角膜屈光手术原理是什么?

答：通过激光切削去除一定厚度的角膜组织，改变角膜的形状（变平或变陡），从而达到矫正屈光不正的目的。一般分两大类，一类为表层切削术，另一类为板层（基质）切削术。

3. 哪些人可以考虑做激光角膜屈光手术?

答：①有取镜需求，对手术效果期望值合理，自愿接受治疗并能配合的患者。

②能排除眼部疾病，眼压和泪腺等正常。

③年龄一般在18岁以上，45岁以下。因为18岁以下眼睛尚处在发育阶段，屈光度还会发生变化；而60岁以上可考虑在做白内障

手术的同时用人工晶体矫正屈光不正。

④矫正范围通常为：近视 -1.00～-9.00D，远视 +1.00～+6.00D，散光 6.00D 以下，屈光度数稳定（在 2 年以上），尽量排除进行性近视。

⑤角膜曲率在 39.00D～48.00D，厚度大于 460μm（微米）。瞳孔直径过大一般不建议手术。

⑥一般矫正视力 0.8 以上，无其他眼病及眼科手术史。

⑦身心健康，无影响伤口愈合的全身性疾病。

特别需要注意的是，戴角膜接触镜者需脱镜两周以上再进行检查。

4. 什么人不适合做手术？

答：①屈光状态不稳定。

②有某些角膜异常（如圆锥角膜、角膜膨隆、变薄、水肿、基质性或者神经营养性角膜炎以及角膜广泛血管化）。

③角膜厚度不能满足设定的切削深度。

④影响视力的白内障。

⑤尚未控制的青光眼、外眼疾病（比如睑缘炎、干眼、特应性疾病/过敏体质）、结缔组织或自身免疫病。

⑥患者的期望值太高。

5. 激光角膜屈光手术都有哪些？都有些什么不同？

答案见表6-1。

表6-1　激光角膜屈光手术分类

手术方式	名称	手术原理	特点
PRK	准分子激光屈光性角膜切削术	角膜上皮刀刮除上皮＋准分子激光消融	去瓣，表层切削手术

续上表

手术方式	名称	手术原理	特点
LASIK	准分子激光原位角膜磨镶术	显微角膜板层刀+准分子激光消融	厚角膜瓣（120～150μm），板层切削手术
LASEK	准分子激光上皮瓣下角膜磨镶术	乙醇加手工制瓣+准分子激光消融	上皮瓣（50～70μm），表层切削手术
Epi-LASIK	机械法准分子激光上皮瓣下角膜磨镶术	机械上皮刀制瓣+准分子激光消融	上皮瓣或去瓣，表层切削手术
SBK	前弹力层下激光角膜磨镶术	显微角膜板层刀+准分子激光消融	薄角膜瓣（90～110μm），板层切削手术
Femto-LASIK	飞秒激光LASIK	飞秒激光制瓣+准分子激光消融	可控角膜瓣（90～140μm），板层切削手术及全激光手术
T-PRK	经上皮PRK	准分子激光切削角膜上皮+准分子激光消融	去瓣，表层切削手术及全激光手术
FLEx	飞秒激光基质透镜切除术	飞秒激光制瓣+飞秒激光透镜切割	可控角膜瓣（90～140μm），全飞秒手术
SMILE	小切口飞秒激光基质透镜切除术	飞秒激光制小切口+飞秒激光透镜切割	无瓣，全飞秒手术

6. 做完准分子手术，术后视力可以恢复到多少？

答：由于个体的差异，每个人可达到的术后视力是不同的，一般都可以恢复到术前的戴镜最佳视力，术后视力效果与术中配合有关。

7. 多久视力可达到矫正效果？

答：走下手术台视力即可改善，LASIK手术第二天视力大多数达到最好视力，个别人需要两周左右；但视力稳定需要1～3个月，如治疗前近视度数稳定，并且术后正常用眼可以保持持久好视力。

8. 激光角膜屈光手术会不会致盲？

答：不会，激光角膜屈光手术的原理相当于在眼睛的前1/6层上戴眼镜，是把眼睛表面的组织用激光改变成了眼镜的形态，手术不进入眼内，没有致盲的理由和风险；最坏的效果就是等于没做手术，还需要戴眼镜。但做了手术后仍有患其他眼病的可能，如果患了青光眼、视网膜脱离等严重眼病，还是有致盲的可能，但这些疾病跟手术本身没有关系。

9. 激光角膜屈光手术术后会反弹吗？

答：激光角膜屈光手术术后本身是不存在反弹的，一些人说的反弹，主要来自两个原因，一是术后角膜伤口愈合的过程中，角膜形态重塑；二是患者自身术后继续高强度用眼、不注意用眼卫生导致再次近视，这与手术无关。激光角膜屈光手术相当于把眼镜配在角膜上，但并不能阻止屈光不正的继续发生。

10. 激光角膜屈光手术术前应注意什么？

答：①手术前的全面检查是非常重要的，一定要先到医院进行全面检查。

②检查的时间需要1.5～2小时，要留出足够的时间。

③眼底检查和验光需要散瞳，所以到医院检查时，不可以开车或者骑车。

④佩戴软性隐形眼镜者需停戴1～2周，佩戴硬性隐形眼镜者需停戴1个月左右时间方可进行术前检查，以免影响检查结果。

⑤手术前一般需要应用抗生素眼药水预防感染，点眼药水方法医生会告知。

⑥术前注意休息，术前一晚应洗澡、洗头，手术日早晨用洗面

奶清除脸部油脂、停用化妆品、面霜、香水等。尽量少看电脑、电视，保证良好的睡眠；避免不良因素影响手术质量，增加手术感染机会。

11. 激光角膜屈光术后可能出现哪些情况？

答：术后当天会出现流泪、畏光、眼内异物感等症状，此时应待眼泪流出后在脸上擦眼泪，不要用纸巾或毛巾直接接触眼球。同时应尽量闭目休息，不要转动眼球和揉眼。多数患者的眼部不适1天内即可缓解，极个别患者术后可能感到轻度眼痛或术眼结膜下出血（白眼球上片状出血），这是术后的正常现象，其轻重程度和时间长短因人而异，结膜下出血一般2～3周即可自然吸收消散，术后初期，部分患者可能视远和视近有一定困难，可能有双眼视力不均或视物双影等症状，这些都是恢复过程中可能出现的正常情况，并且每人的症状各不相同，症状出现的早迟和持续的时间长短也各不相同。

12. 准分子术后并发症或症状有哪些？

答：术后眼部干涩，多数人晨起明显，3～6个月恢复；眩光、光晕、夜间视力下降，可能会影响夜间开车，这种现象一般发生在术前暗处瞳孔较大、术中配合不佳及高度近视患者，多数在术后3～6个月内可逐渐好转并消失，个别患者存在时间更久。术后感染，一般发生概率较小，一般只要治疗及时，通常不会影响视力。

13. 角膜屈光手术术后护理及用眼注意事项有哪些？

答：①术后一周内睡觉戴上眼罩保护术眼，以免外力导致角膜瓣移位。

②术后一周内不进酒吧及舞厅，不进食刺激性食物（以免加重眼部不适），1周后饮食无特殊要求。

③术后2～3周外出须戴上挡风眼镜或太阳镜防强光刺激和

风沙。

④术后3个月之内要少看电脑、电视、书报，注意合理用眼。

⑤术后两周内避免脏水进入眼睛内（如洗发水、洗澡水等），不宜揉眼。

⑥术后一个月内严禁眼部化妆。

⑦术后请注意用眼卫生，避免长时间近距离使用眼睛的精细工作，避免长时间阅读，看电视等等，以免引起视力疲劳，影响手术效果。

⑧术后半年内不能游泳，一年内不能潜水。

14. 术后当天应注意什么？

答：手术后当天应回家闭眼休息，当天尽量减少外出，避免到人多、空气污浊的地方；尽量不让脏水进入眼睛，避免冲凉、洗头、洗脸，防止感染；禁揉搓、碰撞眼睛，防止角膜瓣移位。

15. 术后第二天可以上班吗？

答：在接受完复查后眼睛无异常，可以上班，早期视近物易疲劳，应多注意间隔休息，注意用眼卫生，不要疲劳用眼。

16. 术后什么时候可以化妆？

答：面部化妆第二天即可，眼部化妆最好在一个月后。

17. 术后用药多长时间？

答：一般术后用药1个月，营养类的滴眼液用药时间可以延长；常规用抗生素眼药水1周；激素类眼药水一般使用1个月，并按照第一周每日点4次，第二周每日点3次，第三周每日点2次，第四周每日点1次的方式递减；人工泪液根据术后眼干情况调整（一般用3～6月）。

18. 术后能否抽烟、喝酒，吃辛辣食物？

答：原则上抽烟、喝酒及吃辛辣食物对手术效果没有影响，但

153

是极个别患者反映抽烟喝酒后会有一过性视力下降，所以术后早期建议尽量保持良好的生活饮食习惯。

19. 术后什么时候可以做运动？

答：散步、慢跑第二天就可以进行，三个月内避免剧烈对抗性运动，如拳击、球类运动等；半年不宜游泳，一年不宜潜水。

20. 术后什么时候可以看书、看电脑、电视？

答：第二天就可以看电视、书和电脑，但早期视近易疲劳，不宜用眼时间过长，如感觉眼睛疲劳需停下休息，看的时间长短以眼睛不疲劳为宜。

21. 术后什么时候可以坐飞机？

答：手术后第二天可以坐飞机，压力的变化不会对手术造成伤害，因为术后角膜厚度足够维持眼球正常生理状况。

22. 术后是否影响开车？

答：激光治疗近视手术后会有少许人存在夜间视力下降情况，但下降程度因人而异，近视程度高的人出现的概率相对会大一些，只是极个别会影响夜间驾驶。晚上，人的瞳孔会不同程度地放大，就可能发生所谓的夜间"眩光"，即看不清灯光的精致边缘，看起来朦胧、毛糙。而个体化切削能够减少此情况的发生概率，提供更好的夜间视觉质量。

23. LSIK 术后复查有哪些注意事项？

答：复查时间为术后第 1 天、1 周、1 个月、3 个月、半年、1 年，按时到医院复查。也可根据具体情况约定复查时间。如出现眼睛疼痛或其他异常情况可随时与医院联系或到当地眼科门诊检查，请勿疏忽大意，以免延误正确的诊断和治疗，影响手术效果。特殊情况，不能按时前来复查的，请打电话咨询或电话另约复查时间，外地居住者不能前来复查时，经医师同意后可在当地眼科医院检查并将检查结果通过传真或电子邮件、电话的形式告知，以便术后用药及护理指导。

24. 飞秒激光的优势？

答：①手术安全性更高，尤其对于角膜偏薄、角膜曲率变异大的近视手术患者来说，可以个性化设计角膜瓣。

②制作的角膜瓣均匀，手术后视力更好，术后效果更稳定和视觉质量更好。

③角膜切削更精确，其精度超过传统机械角膜板层刀很多倍，伤口愈合更牢固。

25. 传统 LASIK 和飞秒有什么差别？

答：传统手术需要角膜刀辅助，而飞秒手术全程无刀，手术过程全部由激光实现。

飞秒手术比传统手术回退率低；飞秒手术比传统手术视觉质量好；飞秒手术比传统手术适应证广。

26. 哪个季节做手术比较好？

答：手术在合格的手术室完成，飞秒激光不用刀，在患者保护得当的情况下，极少有感染的机会，所以任何季节都可以。

27. 激光治疗近视安不安全？

答：准分子激光屈光手术在中国已有20多年的历史，每年也有近百万人接受该项手术。在美国，飞行员也接受这项手术，全世界各个国家和地区都在开展此项技术。很多医护人员自己也接受这种手术摘镜治疗，因此手术是安全的。

28. 准分子手术需要住院吗？一般需要请多久假？

答：手术第二天就会有比较好的视力，一般不需要住院，通常检查1天，手术1天，第3天复查后就可以上班，可以提前一周利用休息时间去医院检查，一般手术后第二天复查后就可以去上班，这样一般只需手术当日请假1天，如是外地的一般请3天假就够了。

29. 视力是否会回退，能保持多长时间？

答：18岁以上的患者，若为中、低度近视，只要术前近视稳定，一般术后很少发生回退，若为高度近视则容易发生回退，概率在10%左右，如果3～6个月稳定，多数人终生视力维持不变。18岁以下青少年本身近视就处于发展阶段，术后可能会有一部分人继续发展，导致裸眼视力下降，因此应满18岁后再做手术。

30. 老花和近视能抵消吗？

答：老花就是老视，它是指人在40岁以后由于调节能力下降而引起的看近困难，是眼衰老的一种表现，由于它是由凸透镜来矫正的，故一个中年人若有近视，看近时是可以中和一部分度数，但看远时近视度数不变。

31. 远视和老花是不是一回事？

答：不是一回事。远视是一种屈光不正，主要表现为视远不清，视近更不清，视物疲劳，远视自幼便可发生。老花是一种自然的生理老化现象，出现调节力下降，从40多岁开始，无论有无近视或远视均会发生老花，表现为将阅读物放远些才能看清楚，到一定时候需用凸透镜帮助看清。

32. 用阿托品滴眼剂扩瞳后眼睛看不见是怎么回事？

答：用了阿托品眼药水后由于眼睛瞳孔被扩开，看近物是不清楚的，而且畏光，一般需要3周眼睛瞳孔才能复原，不适症状才能完全消失。

33. 阿托品滴眼剂的不良反应有哪些？

答：不良反应有脸红、皮肤发热、皮肤黏膜干燥、口干、兴奋、脉搏加快等，一般停药后自动消失；如反应严重，应立即停药并到医院诊治。

34. 哪些人适合进行晶状体眼人工晶状体植入术?

答:18～45 岁,1 年内屈光度数稳定,无晶状体浑浊或早期白内障,无葡萄膜炎、青光眼及角膜变性病史,角膜内皮细胞健康,矫正视力良好,并且不宜或不愿接受眼镜、接触镜或角膜屈光手术,但又能接受屈光手术的人群。

35. 什么是渐变多焦点镜片?

答:渐变多焦点镜片(简称渐变镜,progressive addition lens)。渐变镜的屈光力变化范围通常在 +0.75D 到 +3.50D,镜片上方为视远区,下方为视近区,连接视远区和视近区是屈光力逐渐变化的中间过度槽,双侧为周边像差区。渐变镜为老视人群提供了由远及近的清晰视觉。

36. 哪些人要采用"散瞳验光"?

答:散瞳验光,又称睫状肌麻痹验光(cyclopegic refraction)。一般多用于首次进行屈光检查的儿童,需要全矫的远视者,有内斜的远视儿童,有视疲劳症状的远视成人等。

37. 小孩一般多久要验一次光?多久换一副眼镜呢?

答:佩戴眼镜的未成年人应该定期(一般为三个月至半年)检查视力,由于其眼球发育未定型,度数在不断变化中,以前所配的眼镜如果其度数不再适应,若不及时调整,会对其眼睛造成伤害。

青少年近视者或做过白内障手术的患者有时在 1 年内即要更换眼镜。青壮年一般比较稳定,许多人在 10 年或以上才更换 1 次。出现老视后,一般每 2～5 年更换 1 次直至 60 岁。以后一般很少有变化,除非出现白内障或施行白内障手术后。当然更换眼镜主要根据视力矫正情况来决定。

38. 电脑验光到底准不准?

答:基本上是准确的。随着科技的发展,电脑验光仪的准确度大大提高，其结果基本上是可靠的。但电脑验光仪是机械物体，不能灵活地处理每一位患者的具体情况（如高度近视、调节力过强的患者），其验光处方还需医师通过主观验光、试戴来最后确定。

39. 正规的验光分哪几个步骤？

答：①验光的第一阶段（初始阶段），通过检影验光或电脑验光、角膜曲率测量等检查，来收集有关被测者眼部屈光状况的基本信息，根据信息预测验光的可能结果。

②验光的第二阶段（精细阶段），对从初始阶段所获得的预测信息通过综合验光仪进行检验，着重强调被检者主观的细微变化，并进行调整。

③验光的第三阶段（确认阶段），主要指试镜架，进行个性化调整以达到佩戴清晰、舒适和持久的目的。

40. 验光度数不准会产生什么样的后果？

答：验光度数偏低、偏离都是不符合要求的。度数偏离偏低，使患者无法达到正常视力，而且会出现眼疲劳、眼痛、恶心等症状。近视度数偏高会诱导患者调节，使近视度数加深。高度近视、远视的儿童，如果度数不准确，在视力发育阶段不及时正确地矫正，错过弱视治疗的时机，以后的视力将无法提高。

41. 验光处方为什么有瞳距这一项？

答：瞳距即两眼瞳孔中心之间的距离，配镜时需要镜片的光学中心与人眼的瞳孔距离相一致，否则会出现视物疲劳、恶心呕吐、双影等症状。度数高的患者尤其明显。

42. 我已用了多年的老花镜，但现在（70岁）突然不用老花镜也可以看清东西了，为什么？

答：这是继发性视力改变，可能是年龄增长引起了晶状体屈光变化，也可能是白内障形成的征兆。继发性视力改变者也可能出现看远处物体的视力下降。此时应重新验光矫正视力。

43. 太阳镜可以保护眼睛吗？

答：大部分人白天在室外戴太阳镜没有什么副作用。事实上，戴太阳镜，特别是佩戴可以过滤紫外线的太阳镜可以预防白内障。

44. 我的小孩应该什么时候看眼科医师？

答：如果不是做专科检查，一般在生后6个月、3岁和5岁时常规看一次医师。如果是专门看眼病，则应及时找眼科医师检查，尤其是在发现瞳孔缺少红光发射，怀疑小儿视物不清，仅用一只眼看东西，或存在遗传性致病因素时。

45. 我的小孩也会像我一样戴眼镜吗？

答：如果父母都戴眼镜，他们的后代也很可能需要戴眼镜。但如果父母只有一方有视力问题，则很难预测。

46. 我的小孩看电视和书时总是离得很近，我是不是应该带他去检查一下呢？

答：儿童总是比成年人的调节力更强，他们看东西时喜欢离得很近。如果他们在正常距离处看不清物体时，就应该去看眼科医师了。

47. 在计算机屏幕前工作会损伤眼睛吗？

答：现在还没有证据表明做计算机工作会损伤眼。然而，长期在计算机屏幕前工作会引起眼、颈部、背部和腿部的疲劳。因此应定时休息。休息期间向远处眺望，而不要坐在计算机前休息。戴双焦镜者长期在计算机屏幕前工作，可以降低屏幕或升高坐椅、调整工作台，以获得最佳阅读距离。

48. 做眼肌锻炼能改善视力吗？

答：不能。但是对于眼集合功能不足者，反复做眼肌的集合训练（辐辏训练）可能会减少重影。

49. 如果我的一只眼有疾病损害，会不会使另一只眼负荷增加？

答：不会。理论上讲，不会引起另一只眼负荷增加，但只有一只眼者应力求保护此眼免遭损伤。

50. 接触镜是什么？

答：接触镜（contact lens）（见图6-1），亦称隐形眼镜，矫正原理与框架眼镜基本相同。根据材料的软硬可分为硬镜（rigid contact lens）、软镜（soft contact lens）两种。硬镜是用质地较硬的硫水材料制成的，其特点是透氧性强，抗蛋白沉淀，护理方便，光线成像质量佳，矫正散光效果较好，适合圆锥角膜、不规则角膜等；其缺点是验配较复杂，需要一定的适应期。软镜是用含水高分子化合物制成，其特点是验配较简单，佩戴舒适；缺点是佩戴不当易发生结膜炎、角膜炎等并发症，更换周期不宜过长。

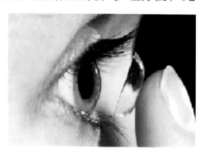

图6-1　角膜接触镜

51. 我可以拿配眼镜的处方去药店买角膜接触镜吗？

答：不可以。眼镜的处方只提供验光度数、矫正视力，但角膜接触镜的处方还包括角膜接触镜的直径、弯曲度和厚度等指标。而且，新配角膜接触镜者必须由验光师仔细检查，看是否存在禁忌证以免引起副作用。

52. 角膜塑形镜与普通RGP有什么不同？

答：角膜塑形镜（Orthokeratology）俗称OK镜，是一种特殊的RGP镜片（硬性透氧性隐形眼镜）。普通的RGP镜片用于矫正视力，而塑形镜用于矫形，即通过改变角膜集合形态来提高视力。矫正型的RGP镜片，其内表面与角膜的表面相平行，互相吻合，通过改变镜片的外表面来调节镜片光度。而矫形用的塑形镜则相反，其外表面较简单，内表面相对复杂。塑形镜的内表面不再与角膜平行或吻合，而是在镜片、角膜之间制造一些间隙，利用泪液的作用达到矫形效果。

53. 我的小孩在运动时可以戴角膜接触镜吗？

答：可以。运动时戴角膜接触镜可以提供良好的视力，但并不能保护眼不受外伤。因此，参加某些运动特别是不戴头盔的球类运动时，尽量不要戴角膜接触镜。另外，即使戴角膜接触镜的人也应该戴聚碳酸酯防护镜。

第二节　斜视与弱视相关问题

1. 什么是弱视？

答：弱视是视觉发育期内由于异常视觉（单眼斜视、屈光参差、高度屈光不正以及形觉剥夺）引起的单眼或双眼最佳矫正视力下降，眼部检查无器质性病变。

2. 弱视有什么危害？

答：弱视会导致视力终生低下，不能形成立体视觉，戴任何眼镜都不能矫正视力，是一种视觉功能障碍。弱视不仅影响将来的就业和工作（例如驾驶、测绘及其他精细性工作），不能从事特殊行业（如参军、报考公务员），而且给生活带来很大的不便。

3. 弱视的最佳治疗时机是什么时候？

答：治疗弱视必须抓早抓小，越早越好，一般4～6岁时治疗效果最好，超过12岁治疗效果就大打折扣，而成人弱视没有什么办法可以治疗，只能佩戴合适的眼镜。一旦确诊为弱视，应立即治疗，若年龄超过视觉发育的敏感期，弱视治疗将变得非常困难。弱视的疗效与治疗时机有关，发病越早，治疗越晚，疗效越差。

4. 弱视要怎么治疗？

答：①消除病因：矫正屈光不正，早期治疗先天性白内障或先天性完全性上睑下垂等。

②遮盖治疗：常规遮盖治疗即遮盖优势眼，是迄今为止最为有效的治疗单眼弱视的方法。用遮盖法治疗时，须密切观察被遮盖眼视力的变化，避免被遮盖眼发生遮盖性弱视。复诊时间根据患儿年龄确定，年龄越小，复诊间隔时间越短。1岁儿童复查间隔为1周，2岁儿童复查间隔为2周，4岁儿童复查间隔为1个月。因为弱视治疗易反复，双眼视力平衡后，要逐步减少遮盖时间，慢慢停止遮盖治疗，以使疗效巩固。

③光学药物疗法（压抑疗法）：适用于中低度单眼弱视及对遮盖治疗依从性不好的患儿。

④其他治疗：后像疗法、红光滤光片（波长640nm）法等，海丁格刷也是弱视治疗的有效方法，主要适用于旁中心注视者。视刺激疗法（CAM）对中心凹注视、屈光不正性弱视的疗效较好，可作为遮盖疗法的辅助治疗。

⑤综合疗法：对于中心注视性弱视，采取常规遮盖疗法或压抑疗法联合视刺激疗法，辅以精细训练；对于旁中心注视性弱视，先采取后像、红色滤光片或海丁格刷刺激转变注视性质，待转为中心注视后，再按中心注视性弱视治疗；也可以直接常规遮盖。

5. 我的小孩得了弱视，他每天看书写作业是否可以代替穿珠子、描画等治疗手段？

答：不可以。一般要根据弱视眼的情况予以遮盖，并在遮盖期间配合做一些精细工作。如穿针、描画等，可以刺激弱视眼的发育，而看书和写作业是达不到这样的效果的。

6. 斜视有什么危害?

答：首先是外观的影响，更重要的是，斜视影响双眼视觉功能。斜视会阻碍立体视觉的形成，看任何物体都将是一个平面，没有深度的距离感，并且大部分斜视患者都同时患有弱视。由于斜视患者长期用一只眼注视，另一只眼将造成废用性视力下降或停顿发育，日后即便戴合适的眼镜，视力也不能达到正常。在儿童时期患上斜视还会影响全身骨骼的发育，如先天性麻痹斜视的代偿头位，使颈部肌肉挛缩和脊柱发生病理性弯曲，以及面部发育不对称。

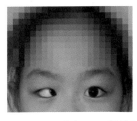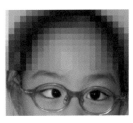

图6-2 部分调节性内斜视

7. 低视力与弱视、屈光不正有哪些区别

答：①定义不同。弱视是指人眼最佳矫正视力≤0.8，眼部无器质性病变。屈光不正是指外界光线通过眼球屈光介质后不能成像于视网膜上，佩戴眼镜后矫正视力≥1.0。低视力是指双眼视功能减退到一定程度，不能用手术、药物或常规屈光矫正来提高视力，矫正视力≤0.05～0.3。

②主要病因不同。弱视病因尚不明确，一般认为，是因为早期异常视觉刺激，如斜视、屈光参差、高度屈光不正、形觉剥夺等造成。导致近视的因素除眼轴增长、角膜曲率增加外，还有遗传、人种、环境、照明、营养等外界环境因素。低视力由各种眼病导致，如先天性/遗传性、眼外伤、高度屈光不正、视网膜疾病等。

③主要治疗手段不同。弱视在视觉发育期内可以通过戴镜、弱视训练等方法治愈。近视需佩戴合适度数的眼镜，养成良好的用眼

习惯。低视力需借助于助视器进行康复训练获得康复视力。

第三节　白内障相关问题

1. 白内障是怎么发生的?

答：白内障是指晶状体透明度降低或者颜色改变所导致的光学质量下降的眼部疾病。发病机制较为复杂，是机体内外各种因素对晶状体长期综合作用的结果。晶状体处于眼内液体环境中，可能与老化、遗传因素、代谢异常、紫外线过度照射、眼内某些炎症性疾病以及某些全身代谢性或免疫性疾病有关。

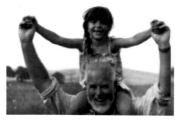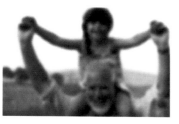

正常人的清晰视野　　　　　　白内障患者的雾化视野

图6-3　正常人与白内障患者的视野情况

2. 导致白内障的原因?

答：主要有年龄增大、人体器官老化、长时间暴露在强光下受紫外线照射、囊膜皮质层变性以及某些疾病和遗传等，其中，人体器官老化是最主要原因，因此白内障患者多为老年人。

3. 白内障是最常见的致盲性眼病吗?

答：是的，白内障是指随着年龄的增长，眼睛内自然晶状体由透明慢慢开始变得浑浊而阻碍光线和图像到达视网膜，导致视力下降，甚至失明及其他严重并发症。据统计，50～60岁的人发病率为

35%，60～75 岁的人约为80%，80 岁以上人群发病率更高。

4. 白内障类型有哪些？

答：①按病因分为年龄相关性、外伤性、并发性、代谢性、中毒性、辐射性、发育性和后发性白内障等。

②按发病时间分为先天性和后天获得性白内障。

③按晶状体浑浊形态分为点状、冠状和绕核性白内障等。

④按晶状体浑浊部位分为皮质性、核性和囊膜下白内障等。

⑤按晶状体浑浊程度分为初发期、未成熟期、成熟期和过熟期。

5. 白内障患者有哪些症状？

答：主要表现为无痛性渐进性视力下降，还可伴随对比敏感度下降、屈光改变、单眼复视或多视、眩光、色觉改变、视野缺损等症状（图6-4）。

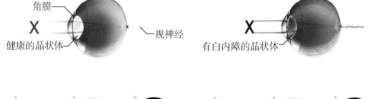

角膜

视神经

健康的晶状体

有白内障的晶状体

视力清晰　色彩鲜艳　夜间视力良好　　视力模糊　颜色灰暗　夜间视力降低

图6-4 白内障症状表现

6. 老花眼和白内障有什么关系吗？

答：没有，老花眼是指随着年龄增长晶状体的聚焦功能减弱，看近物如读报时视力模糊的现象。老花眼可以借助老花镜得到改善。而白内障是由于晶状体的浑浊导致视力的下降，需要通过专门的白内障治疗方案解决。

7. 白内障是怎样治疗的?

答：目前市面上有不少白内障点眼药，但疗效尚不明确。手术治疗是各种白内障的主要治疗手段。通常采用在手术显微镜下施行白内障超声乳化术或白内障囊外摘除联合人工晶体植入术，白内障手术是眼科最成功的显微手术之一。

8. 白内障手术是怎么一回事?

答：简言之就是把半固体状态的浑浊晶状体用透明的人工晶体置换出来。

9. 白内障的手术方式有哪些?

答：①传统超声乳化：白内障超声乳化技术是使用进口手术显微镜和超声乳化治疗系统摘除白内障，手术时，在术眼角膜缘的小切口处伸入超声乳化探头，将浑浊的晶状体和皮质击碎为乳糜状后吸出，然后植入人工晶体，使患者重见光明。手术时间短、切口小、无痛苦，可不住院。

②飞秒激光：飞秒激光治疗白内障，几乎是在眼球密闭的状态下完成的，全程无刀。整个过程完全由电脑数字化控制飞秒激光来完成，利用飞秒激光超短、超精、超强优势，确保安全无误。

10. 白内障飞秒激光手术治疗优势?

答：①精确：在光学相干断层扫描的视频图像引导下完成切口制作，医生能够精确设计每个切口的大小、形状和位置，撕囊和劈核更准确，有可预测性、可靠性和重复性。

②安全：减少传统超声乳化手术中超声能量的使用，使手术更具安全性，与传统白内障手术相比，手术时间可减少51%。

③无刀：手术中采用无刀的激光技术进行切口、撕囊、劈核。

④舒适：患者界面设计使得患者感到更加舒适，便于使用并优

化激光性能。

11. 飞秒激光与传统超声乳化有什么区别？

答：①传统超声乳化白内障手术：精确到毫米；人工肉眼在显微镜下操作，主要依赖于手术医生的手术经验和技巧；使用手术刀会使患者心理更加紧张。

②飞秒激光白内障手术：更加精准，精确到微米，并且是三维 OCT 成像电脑操作显示引导，自动化操作；手术过程基本无手术刀，患者更容易接受。

12. 白内障需要等到"成熟"后才能手术吗？

答：不需要，手术方式的进步使得这种观念已经过时，及早手术对眼睛的损伤更小，术后恢复效果更好，过"熟"的白内障反而会增加手术的风险和难度。

13. 白内障手术过程中会很痛吗？

答：不会，超声乳化手术使用表面麻醉或局部麻醉，只需十几分钟即可完成，绝大多数的患者没有任何疼痛的感觉，可能只会感觉眼睛胀等轻微的不适。

14. 哪些因素会影响术后视力的恢复？

答：白内障手术具有很高的成功率，多数患者在术后第二天视力便有明显提高，但是术后视力恢复情况还取决于视觉系统和其他部件的功能。角膜、玻璃体、视网膜、眼底等各种问题都会在不同程度上影响术后视力的恢复，因此，个体的情况会有不同。

15. 是否所有白内障患者都需植入人工晶状体？

答：绝大多数患者接受人工晶状体植入后方可有较好的视力，但有些婴幼儿及高度近视患者可能不宜植入或需要二期植入。

16. 为什么说人工晶体的选择很重要？

硬质人工晶体质地偏硬、无弹性，直径一般为 5.5～6 mm，那么要将其植入眼内，就需要一个直径约 6 mm 的手术切口，切口相对较大、术后反应较重。

随着超声乳化手术的开展与普及，为了把人工晶体自小切口植入，于 1984 年制造出可以折叠或卷曲的晶体，且不断改进，现已能提供不同性质的人工晶体，以满足不同视觉需求的患者。但其费用较高，适用于追求高品质视界的人群。

17. 选错白内障晶体有什么后果？

由于白内障手术一生只有一次手术机会，这一次手术的选择，将会影响到今后的视力。选错晶体可能会造成伤口大、恢复慢、散光严重、视物边缘变形、老花无法解决、后发障比例高等问题。高品质白内障手术是能够使视力改善的手术，它让患者手术后不仅能够看得见，更能看得清楚、舒适。

球面晶体明显产生了边缘视物变形的问题，而非球面晶体在完美解决了这一问题的同时，还能提升夜间视力和对比敏感度。

普通单焦点晶体看近看清楚，看远时却模糊，多焦点晶体能同时满足看远看近的需求。开车、看报纸、运动、上网，一枚晶体全搞定。

18. 是不是老了以后都会发生白内障？

答：大部分老人会发生白内障，但并不是每个人都发展到明显影响视力需要手术的程度。

19. 白内障可以预防吗？

答：目前尚无确切的预防办法。户外活动多者常戴防紫外线眼镜可能有一定作用。孕妇怀孕 3 个月内避免生病或不随意服药可减少孩子先天性白内障的发生。

20. 只要还能看见，就不需要做手术吗？

答：这是一种错误的观点。一般来说，白内障患者视力小于 0.2

影响正常工作生活，就该和眼科医师谈手术问题了，有些对视力要求较高患者甚至0.3或0.4时也可考虑接受手术治疗。特别需要指出的是，有一类白内障（后囊下型）永远不会成熟；还有一类白内障（皮质型）在成熟的过程中还可能诱发青光眼。有研究认为，白内障患者除了视力外，还应注意眩光检查。对合并有其他眼病如青光眼、视网膜疾病等的白内障患者，应找眼科医师检查、处理，必要时需要手术治疗。

21. 白内障术后会不会复发？

答：一部分白内障患者手术数月或数年后可能在残留后囊膜上出现浑浊，称为后发性白内障，可以做 YAG 激光治疗。

22. 白内障术后需不需要配眼镜？

答：白内障摘除并植入人工晶状体后理论上讲是不会有调节的，但可能由于人工晶状体具有一定的焦深，一般都能满足患者的远近两用功能。对于近距离工作较多者，术者可能在选择人工晶状体时主要满足患者的近距离视力，若想看远距离物体更清楚，则需佩戴低度数的凹透镜（近视镜）；反之，远距离视力要求较高者，术者选择人工晶状体时主要满足患者的远视力，若想读书看报，可能要佩戴低度数的凸透镜（老花镜）。

23. 人工晶状体植入术后是否一辈子不变？

答：迄今为止，人工晶状体植入术已有半个世纪的历史，由于人工晶体材料有着良好的生物相容性，放入眼内不产生或仅初期产生轻微的炎症反应，已被证明对于成人是安全的。现在已有越来越多的儿童患者接受了人工晶状体植入术，其效果是令人满意的。

24. 手术前需要注意些什么？

答：①术前须滴抗生素眼液3天，每日3～4次，每次1～2滴。术前1小时要散瞳。

②术前 1 天要清洁泪道，手术前要清洁面部及结膜囊，排空大小便。

③术前一晚要保证充足的睡眠，进食易消化食物。手术日早上进食少量食物。如需全麻则要禁食 8 小时，禁饮水 6 小时。

④术前 1 天应做好个人清洁卫生（洗头、洗澡），但要注意防止感冒、发烧、咳嗽等。

⑤手术当天将脸部清洗干净，不可使用任何化妆品，避免因为不洁而导致感染。

⑥如有糖尿病、高血压、心脏病等内科疾病，应该请内科医师诊断、治疗，待病情稳定后再进行白内障手术。高血压者，血压应控制在 150/90mmHg 以下，糖尿病者空腹血糖在 6.7mmol/L 以下，最高不超过 8.0mmol/L。在术前其内科治疗药物不能自行停用。

⑦手术当天一定要有家属陪同。

25. 手术后需要注意些什么？

答：①术后多卧床休息，勿摇头、勿低头、勿揉眼睛。

②轻声说话，控制咳嗽和打喷嚏。

③出现前房出血时，宜半卧位，防止血液流入玻璃体内。

④有慢性支气管炎、肺气肿以及老年体弱者宜取半卧位。

⑤如持续眼痛、渗血、分泌物多等应报告医生，查明原因。

⑥保持大便通畅，多食粗纤维食品，如韭菜、芹菜，多食水果。两天无大便或排便困难者，可给予缓泻剂。

⑦术后次日起遵医嘱点眼药水，注意点药前先清洁双手，以免引起外源性感染。

⑧定期门诊复查随诊，严格遵医嘱使用眼药。

⑨手术后 3～6 月验光配镜。

⑩1 个月内禁止剧烈活动、低头拾物等动作，以免眼压增高，

影响伤口。

第四节　青光眼相关问题

1. 青光眼的概念？

答：青光眼是一组以特征性视神经萎缩和视野缺损为共同特征的疾病，病理性眼压增高是其主要危险因素。青光眼是主要致盲眼病之一，有一定遗传倾向。在有青光眼患者的直系亲属中，10%～15% 的个体可能发生青光眼。

2. 近年来青光眼的概念有何转变？

答：一个多世纪以来，人们一直认为青光眼是一种由于眼压升高而引起的疾病。眼压升高会损害视神经轴突，导致渐进性视力障碍，甚至失明。这个理论妨碍了人们在青光眼理论和治疗领域里的思维和探索。近年来认为，青光眼不是一种独立的疾病，如同先天性心脏病和肝病一样，它是一个终期；它是一种伴有视盘特征性变化和视野损害的视神经病变。这些特征表明了多种不同因素是通过一条共同途径损害眼球的。高眼压是导致青光眼性损害的最重要的危险因素，但它只是一种危险因素而不是一种疾病。

3. 正常眼压是多少？

答：眼压是眼球内容物作用于眼球内壁的压力。正常眼压一般为 $10\sim21$ mmHg，双眼眼压差异不应大于 5mmHg，24 小时眼压波动范围不应大于 8mmHg。如眼压经常或间歇大于 24mmHg，24 小时内眼压差大于 8mmHg，两眼眼压差大于 5mmHg，均应视为眼压不正常。

4. 为什么说青光眼对视力有害？

答：位于眼球后面的视神经担负着向大脑传输视觉信息的重要功能。构成视神经的神经纤维很脆弱，在高眼压等因素作用下易受损伤。视神经受损后，向大脑输送信息的质和量都减少，从而引起视力的丧失。

5. 患青光眼后会失明吗？

答：如果能够早期诊断，那么青光眼能得到控制，对视力损害比较小。如果任其发展，则周边视力（即视野）及中心视力都将严重受损，最终会造成永久性失明。

6. 得了青光眼，生活中要注意些什么？

答：情绪应稳定，不着急，不发脾气；保证睡眠好，不熬夜工作；避免暗室工作，不在电影院看电影；避免长时间近距离看电视，用电脑；少饮浓茶及咖啡，戒烟；多吃蔬菜水果，保证每日大便通畅；适当参加体育运动，但要避免过分的弯腰、低头、屏气、负重活动；避免在短时间内过多饮水。青光眼为终身性眼病，必须坚持定期复查，病情稳定者至少半年复查1次，眼压控制不理想的，应根据病情调整复查时间。

7. 青光眼能治好吗？

答：青光眼和高血压、糖尿病一样，是一种终身性疾病，它的病程一般是逐渐向前行进的，早期发展十分缓慢，中期发展较快，到最后进入晚期就会完全失明。经过及时诊断与治疗不可能完全恢复原有视功能，最好的疗效也只能使病程不继续向前发展。换句话说，最好的治疗效果也只能保存现有的视功能，而不能恢复已损失的视功能。所以越早治疗越好！

8. 什么是激光虹膜切开术？

答：在瞳孔阻滞性青光眼病例中，后房房水向前房排出受阻（最常见于闭角型青光眼），对此激光虹膜切开术是有效的治疗方法。可选择氩激光或 Nd-YAG 激光作用于周边虹膜上，形成一个开口使房水流出通畅。在闭角型青光眼中，房水排出受阻可导致青光眼急性发作和极高的眼压，出现剧痛、视力丧失，激光虹膜切开术可有效地避免急性或慢性闭角型青光眼的发作。

9. 什么是滤过性手术？

答：由于发生青光眼的主要原因是房水排出通路功能失调。因此可制作一个新的引流通道以使房水排出通畅，这称为滤过性手术。最常用的是小梁切除术。在此手术中，眼科医师在患眼小梁网局部（受损害的部位）和巩膜（眼表面白色组织）上制作一个新引流口。房水从此新引流口排出眼外，压力降低。随着显微手术的发展和抗瘢痕药物氟尿嘧啶和丝裂霉素 C 的应用，滤过性手术能更有效地降低眼压，保护视力和预防并发症，但术后低眼压可成为术后数周内最主要的并发症。远期并发症有白内障形成和滤过性手术失效。近年来有人提倡非穿透性小梁手术，优点是可避免滤过过强。对每一个患者而言，选择何种术式应根据病情而定。

10. 青光眼能预防吗？

答：到目前为止，青光眼尚不能有效地预防。但早期检查、早期发现和早期正确地治疗则能够控制青光眼的发展，防止视功能进一步损害。定期进行全面的眼科检查有助于监测视功能改变情况。

11. 对青光眼患者的日常护理有哪些建议？

答：①有规律地应用药物。

②让你接触的各科医师都知道你患了青光眼以及你正在应用的药物，在治疗其他疾病时需要将青光眼加为考虑之列。一些眼科用药会影响身体其他部分，一些治疗血压或皮肤病的药物，也可能影响青光眼。在应用任何含可的松的药物时应特别小心。患者在开始应用任何药物之前，应向眼科医师或药剂师询问所用药物是否会影响青光眼。

③患者眼或视力有任何变化应及时通知眼科医师。眼的变化并

不总意味着坏事，但需要让医师知道发生了何种异常变化，如过度刺激感、流泪、视物模糊或痒、眼角有分泌物、暂时的雾视、持续头痛、闪光或视野内的暗影、夜晚灯光周围的虹视等。这些症状可能表示药物治疗效果欠佳，或者有轻微的眼感染，或需要换用一种较舒适的药物。

④坚持有计划地、及时地行眼科常规检查。

⑤保护眼。保持眼部清洁并远离刺激。女士对眼部化妆品应格外小心，避免化妆品过敏并经常更换种类。一些青光眼药物可能会导致眼痒或视物模糊，此时应避免擦眼。如果已做了眼部手术，最好在游泳时戴上保护眼镜。

⑥注意身体其他部分的保健。注意正常的饮食及营养，经常运动，避免吸烟和饮过多的咖啡，不要一次饮酒过多，减少水分的摄入，避免体重过重。尽量减少每天的压力，并保证有时间娱乐和放松。开始任何强度较大的运动时应向眼科医师请教，但多数运动有助于保持建康，对青光眼可能有益。

12. 青光眼患者能看3D电影吗？

答：看电影时，由于室内光线较弱，人的瞳孔也会放大，加上3D画面比平常更耗眼力，这样也会导致眼压升高。所以，有青光眼危险因素的患者，不应长时间在黑漆漆的影院观赏电影。存在浅前房、窄房角，又有远视等危险因素的老年人，容易导致闭角性青光眼。这类人群应慎重选择观看3D电影。

13. 青光眼手术后效果怎样？

答：术后效果好坏取决于患者的术前情况。手术的主要目的是降低眼压，术后一年眼压控制正常为90%，5年后只有70%，1/3患者一次手术后眼压一直保持正常。

14. 青光眼患者术后能坐飞机吗？

答：刚刚接受过青光眼手术，或处于急性青光眼发作期或先兆期，以及各种青光眼的晚期、视神经损伤严重、残留管状视野者不适于乘坐飞机。因为飞行中常常伴有加速改变、大气压力降低、缺氧等情况，加上人体的应激反应以及长途飞行中引起的疲劳、兴奋等因素，可能导致眼压波动或眼底视网膜视神经缺氧，使青光眼病情加重。

第五节　糖尿病性视网膜病变相关问题

1. 糖尿病性视网膜病变如何损害视网膜？

答：当糖尿病损害视网膜微血管时，糖尿病性视网膜病变就发生了。由于血糖增高，小血管管壁增厚，通透性增大，使小血管更易变形和渗漏。早期表现为视网膜小静脉扩张、微血管瘤。此时，多数人视力并无改变。随着病程发展可出现视网膜出血、水肿、渗出等病变。部分患者可出现黄斑水肿，这是由于损害的血管发生渗漏所致，脂质沉积于黄斑。渗出的血浆使黄斑水肿，患者视力下降。随着疾病的发展，糖尿病性视网膜病变进入增生期，新生血管的出现是其标志。脆弱的新生血管沿着视网膜和胶状的玻璃体生长。若不及时治疗，新生血管可破裂致使网膜前和玻璃体出血，影响视力，血凝块机化后，纤维组织牵拉造成视网膜脱离导致失明。糖尿病视网膜病变的严重性和视力下降的程度与血糖控制情况以及患糖尿病时间的长短有关。

2. 什么样的人最易患糖尿病性视网膜病变？

答：患糖尿病的任何人。所有的糖尿病患者，即Ⅰ型糖尿病（青少年型）和Ⅱ型糖尿病（成人型）患者，均有发生糖尿病性视网膜病变的可能。患糖尿病的时间越长，发生糖尿病性视网膜病变的可能性越大。几乎一半的糖尿病患者在他们的一生将出现不同程度的糖尿病性视网膜病变。妊娠期间，糖尿病性视网膜病变是糖尿病妇女的一个重要问题。建议所有的妊娠糖尿病妇女每3个月散瞳检查1次眼底以保护视力。

3. 糖尿病性视网膜病变能预防吗？

答：不能全部预防，但能明显减少危险因素。研究表明，良好地控制血糖可减缓糖尿病性视网膜病变的进展，并减少对严重视网膜病变行激光手术的次数。研究发现，尽可能使血糖控制在正常范围内，可以使眼、肾、神经等并发症的发生率减小。但对于老年人、13岁以下儿童或心脏病患者，有时血糖不易控制到正常范围内。

4. 对糖尿病患者而言，为保护视力患者本人能做些什么？

答：在糖尿病眼病导致视力丧失或盲之前及早发现和治疗糖尿病，是控制糖尿病眼病的最好方式。因此，鼓励所有的糖尿病患者至少每年散瞳检查1次眼底。如果有严重的糖尿病性视网膜病变，则需要较频繁地散瞳检查。

5. 哪些因素会加剧糖尿病性视网膜病变？

答：吸烟、饮酒、高血压、怀孕都可加重病变。

6. 糖尿病性视网膜病变能治疗吗？

答：能治疗。用激光光凝可使异常视网膜血管收缩，这可使90%的此类糖尿病性视网膜病变患者降低严重视力丧失的风险。当有黄斑水肿时，也可用激光光凝封闭渗漏的视网膜血管。但激光手术常不能恢复已经丧失的视力。

7. 糖尿病性视网膜病变患者在治疗中应注意哪些问题？

答：①眼底病变的发展和糖尿病变发展是密切相关的，故应严格控制血糖，遵医嘱使用降糖药或胰岛素，定期检查血糖，还应加强体育锻炼。

②注意控制饮食，尽量少吃。忌食甜食，少食胆固醇含量高的食品如动物内脏、蛋黄等，提倡食用绿色叶蔬菜、较粗制米面和一定量的杂粮。

③定期眼底检查，监测病情进展情况。

第六节　年龄相关性黄斑变性相关问题

1. 对患有黄斑变性的患者而言，为保护视力患者自身能做些什么？

答：当患有干性年龄相关性黄斑变性时，至少每年应双眼散瞳检查眼底 1 次，以监测病情进展及另一眼的情况。还应向眼保健专业人员索要 Amsler 表以备在家里应用。Amsler 表检查是每日快速、经济地评价年龄相关性黄斑变性体征的一种方法，它对评价中心视力良好的患者很有价值。每次检查时应先遮盖一眼，用另一眼观察，双眼轮流进行。此外，可以通过阅读报纸、看电视及看人的面孔的清晰度来判断视力。

若患有湿性年龄相关性黄斑变性，应听从专业人员建议，尽早进行激光手术。激光手术后，还需定时复查，看血管渗漏是否复发。一些研究表明，吸烟者血管渗漏复发的风险高于不吸烟者。此外，也应像干性年龄相关性黄斑变性患者那样定期检查视力，若有变化及时就诊。

2. 对因年龄相关性黄斑变性已丧失视力者有哪些劝告？

答：正常用眼不会进一步损害视力，即使因年龄相关性黄斑变性已丧失部分视力，也不必害怕用眼阅读、看电视及平常的其他活动会加重病情。此时，低视力助视器有助于充分利用剩余视力。低视力助视器是一种能使物像放大的特殊眼镜或电子系统，可在专业人员指导下使用。

3. 有年龄相关性黄斑变性患者是否应服用含锌的药物？

答：有研究发现，年龄相关性黄斑变性与低血锌有关。因此，有人建议患者每日饭后服50mg锌以预防视网膜损害，但锌治疗能否保存视力或预防视力进一步降低尚待进一步证实。

第七节　干眼症相关问题

1. 干眼症是什么？

答：干眼症是眼科门诊常见的疾病之一，又称为结膜角膜干燥症。是指泪液分泌量不足或有质的改变，以致无法保持眼睛表面的湿润而造成不适症状的一种眼病。如果由于各种原因引起泪液的质和量的异常，严重者可出现整个眼球干燥无光泽，角膜上皮角化，有明显瘢痕形成，看东西时出现视物不清的情况，眼睛有干涩、酸胀、视物疲劳、畏光、灼热感、异物感等症状。

2. 干眼有哪些类型？

答：①水液缺乏型干眼（缺水）：由水液性泪液生成不足和（或）质的异常而引起，如 Sjogren 综合征和许多全身性因素引起的干眼。常见于干燥综合征、瘢痕性天疱疮、类风湿关节炎等全身性疾病患者。

②脂质缺乏型干眼（缺油）：由于脂质层质或量的异常而引起，如睑板腺功能障碍、睑缘炎、视屏终端综合征、眼睑缺损或异常引起蒸发增加等，常见于司机、电脑族、熬夜者、饮食不规律者等。

③黏蛋白缺乏型干眼（缺黏蛋白）：为眼表上皮细胞受损而引

起，如药物毒性、化学伤、热烧伤对眼表的损害及角膜缘功能障碍等，常见于角结膜上皮角化或新生血管形成、眼表术后或化学伤后等患者。

④泪液动力学异常型干眼：由泪液的动力学异常引起，如瞬目异常、泪液排出延缓、结膜松弛等，常见于老年人、眨眼异常、结膜松弛或眼睑异常等患者。

⑤混合型干眼：是临床上最常见的干眼类型，为以上两种或两种以上原因所引起的干眼。混合型干眼是临床上的主要类型，即使患者是由单一因素引起的单一类型干眼，如治疗不及时或治疗效果不佳也将最后发展为混合干眼。

3. 干眼能治愈吗？短期能治疗好吗？

答：不能，但治疗后可以缓解。干眼需要长期治疗，严重的需要终生治疗。干眼的治疗不能单纯依赖医生和医院的力量，而是需要医生和患者的共同努力，应该在专科医生的指导下，找出病因，坚持规范治疗。患者应该对自己的疾病有清楚和充分的认识，对于疾病治疗的长期性、严重度有清醒的认识。这样在治疗中就不会困惑和盲从，对于坚持治疗、配合治疗有很重要的意义。同时也应尽可能地减轻心理负担。干眼不是一个可以立即治愈的疾病，但也绝不是"不治之症"，只要纠正习惯、治疗病因，尽早坚持规范的治疗，一定可以缓解甚至治愈。

4. 常见误区

（1）干眼就是泪水少，点眼药水就行了

答：NO！正常人健康的泪液中不仅有"水"，还有睑板腺分泌的"油"，油分布在水液层的表面，可以有效地减少水液的蒸发。睑板腺功能障碍导致的"油"缺乏，"锁水"功能缺失，泪液蒸发过强，是干眼的最主要原因。对于这种情况，单纯点用眼药水不仅没有效果，还可能破坏脂质层而加重病情。同时，眼药水中的防腐剂及其他化学物质，也会对眼表角膜、结膜细胞产生损害。

（2）干眼是常见的问题，不需要看医生

答：干眼确实常见，早期会有眼涩、痒、疲劳等不适，大多此时常已伴有睑板腺功能障碍、结膜炎症等轻度损害。若任由其发展，尤其是用手搓、滥用眼药水及药品，或在非医疗机构接受所谓的保健类治疗，则可能出现角膜炎、睑板腺萎缩等，导致视力下降。部分中年女性患者出现干眼可能为类风湿等全身疾病的首要表现，如不及时诊治，可能出现角膜溃疡甚至穿孔。同时，部分人在治疗全身性疾病或接受眼部手术后，会有一定程度的干眼状况，这是否为由外部环境造成的生理性干眼，应由医生来判断和治疗，对症处理。

（3）干眼点眼药水就行

答：干眼的传统治疗是使用人工泪液，但长期使用含有防腐剂的人工泪液会造成眼表损害。人工泪液能短暂缓解眼部不适，有80%的人工泪液通过泪小点流入鼻腔和咽喉。此外每日使用人工泪液超过6次以上会稀释自然泪液，破坏泪膜，刺激眼部，破坏泪液的反射弧，甚至加重干眼症状。所以减少人工泪液的应用，减少人工泪液中防腐剂对眼表的损伤是治疗的关键，应多使用物理疗法如植入泪小点栓子、佩戴干眼湿房眼镜等。

5. 哪些情况易患干眼？

答：①青年人及司机。近年来干眼的年轻化趋势明显，工作娱乐与电视、电脑接触得越来越多，长时间面对屏幕，过度阅读，缺乏正常的眨眼，每天在电脑前工作3小时以上的人中，90%以上眼睛有问题。

②环境因素。如乘坐飞机、空气湿度降低、使用空调、烟雾

（吸烟）、紫外线、空气污染和高温可加速泪液的蒸发，导致干眼。

③夜间驾车，会使睑裂暴露面积增大、瞬目频率减少，泪液蒸发增多而出现干眼问题。

④隐形眼镜的佩戴，会加速泪液的蒸发，产生异物感、干眼症状。另一方面干眼又能使隐形眼镜佩戴者的角膜抗损伤能力下降，使隐形眼镜更容易刮伤角膜，产生角膜炎。

⑤年龄超过65岁的人群中75%患有干眼。人到65岁时，泪腺分泌泪液只有18岁时的40%，分泌减少也会引起眼睛刺激，有时会引起反射性流泪反应，即溢泪。

⑥绝经期、怀孕期、哺乳期及口服避孕药的妇女因激素水平的改变可产生干眼症状。

⑦某些疾病，如眼睑位置异常、眼睑闭合不全、睑缘炎及影响瞬目的神经肌肉疾病（如帕金森病、Bell麻痹）等与干眼是息息相关的。

⑧过敏原可加重干眼的症状，导致干眼加重。

⑨病毒感染的患者可发生干眼，如获得性免疫综合征（AIDS）、丙型肝炎、EB病毒感染患者都可出现泪液分泌减少，导致干眼出现。

⑩某些全身性疾病患者，如干燥综合征（口干、龋齿和口腔溃疡）、类风湿性关节炎、系统性红斑狼疮、硬皮病、Sjogren综合征、玫瑰痤疮、Steven-Johnson综合征、瘢痕性类天疱疮、糖尿病、甲状腺异常、哮喘等。

⑪眼部屈光、白内障、青光眼、角膜移植、眼睑及眼眶等手术、眼眶放疗和眼挫伤均可引起干眼；同种异体骨髓或干细胞移植的受体发生移植物抗宿主病者可出现严重的干眼。

⑫全身药物应用，如一些降压药（包括利尿剂）、抗组胺药

物、抗青光眼药物、抗心律失常药物、激素药物、地芬诺酯 / 阿托品、化疗药物、抗抑郁药物以及全身应用视黄醛和异维甲酸等可使泪液分泌减少，加重干眼的症状。

⑬长期使用某种眼药水，如血管收缩性眼药水（含有萘敏维成分），也很容易形成干眼病。长期应用眼部清洁液和各种眼药水，会破坏泪膜的自然形成，从而加重干眼的症状。

6. 干眼治疗产品有哪些？

（1）湿房镜

原理：湿房镜的基本配置，包括带有镜腿和防雾镜片的眼镜主框、起到密闭作用的内框、适合不同人群脸型的绑带、加水用的加水器、储水功能的储水盒（见图6-5）。

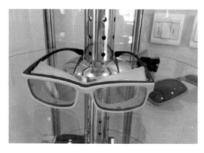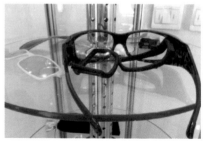

图6-5　湿房镜

人只要睁开眼睛，泪液中的水层就不断地从眼睛里向空气中蒸发。如果泪腺、板腺或其他眼睛的功能都正常，泪腺中分泌的泪液和蒸发的水分量是平衡的，人的眼睛就会觉得很舒服。如果由于长期用眼不当或者眼科术后，就会造成泪腺中分泌的泪液和蒸发的水分不平衡，长期的结果就是导致患者感到眼睛干涩、疼痛、出现眼睛红血丝等症状，直至干眼症或其他眼科疾病的出现。

功能：湿房镜可以长时间帮助眼睛干涩的患者在眼睛周围保留

住蒸发出去的水分，增加眼周的湿度。另外，对于一些干眼症的患者或没有蒸发量的患者，还有加水保湿的功能。各种类型的干眼均可使用，尤其适用于电脑族和司机。它能防风、防尘、防雾、防干眼、防紫外线、防视疲劳，还可以更换为近视镜片，方便近视人群的使用。

（2）泪小点栓子

具体损伤方法是在泪小点临时性或永久性放置一芝麻大小的栓子（图6-6），这一过程只需几分钟，植入时患者无不适感。由于自然眼泪是通过泪小点和泪道进入鼻腔和咽喉部的，所以阻塞泪液流出通道可以使自然泪液在眼表面停留更长的时间。

泪小点栓塞术可以保存患者自身分泌的自然泪液，使其在眼表面停留时间延长，是治疗中重度干眼的首选治疗。

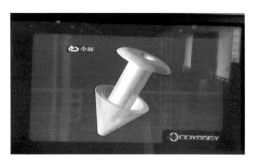

图6-6　泪小点栓子外形

人工泪液仅能短暂缓解眼部不适症状，点眼5分钟，有80%的人工泪液会通过泪小点流入鼻腔和咽喉。泪小点栓塞术是通过封闭部分泪液排出管道，以增加对眼表面有润滑作用的自然泪液。这种治疗能够长期有效地缓解干眼症状。对许多人而言，泪道栓塞术可以有效减少，甚至免除人工泪液的使用。

泪点栓子分为可降解性（胶原性）和永久性（硅胶性）两种，手术方式分为下泪点植入和上、下泪点同时植入两种。胶原性泪小点栓子最终会溶解，通过它可以了解这类栓子能否起到保存泪液的作用以及患者的耐受程度。硅胶性泪小点栓子被认为是永久性的，但它们也易于取出。常采用的栓子是由柔软的热力学性疏水性丙烯酸聚合物材料制造，可随眼部温度变化而自动缩短长度、增粗直径，从而与泪小管相适应，可在封闭泪小管的同时增加眼表自然泪液储留。泪小点栓子如芝麻般大小，植入过程无不适感，整个手术过程不仅无痛、安全可靠，而且仅需1～2分钟。作为一种无损伤可逆的手术方式，泪小点栓子不会因为揉眼而脱出，需要拔出时医生可使用平衡液从泪道将它冲出，非常方便、快速。

（3）角膜绷带镜

绷带角膜接触眼镜（治疗性角膜接触镜，浸水软镜）除了能够矫正屈光不正外，还能够作为绷带型角膜接触镜（绷带镜片）用于眼表疾病的治疗，大多数绷带镜片需要连续过夜佩戴才能有良好的治疗效果。

对轻度干眼症患者，佩戴绷带角膜接触镜配合人工泪液可起到良好的疗效，尤其是角膜表面有丝状物时，绷带镜可能有助于保护并水化角膜表面，并减轻丝状物引起的不适，但使用时需要保持软镜的湿润状态。近年来，临床研究表明，新型软性角膜接触镜治疗轻、中度干眼症可明显减轻患者的不适，并减少角膜荧光素染色，效果较好。但是，干眼患者一定要在医生的指导下使用角膜绷带镜。

7. 干眼症要注意什么？

答：①消除诱因：避免长期使用电脑，熬夜工作等，避免环境因素（空调环境、热炉、多灰尘、隐形眼镜等）影响。

②可以采用泪小点栓或人工泪液等治疗方法，但应选用合适的人工泪液。

第八节 其他相关问题

1. 眼睛总是见风流泪是怎么回事？

答：有很多原因可能会引起眼睛见风流泪，比如眼部其他炎症、泪囊炎、泪道功能不全等。如经常流泪不止，一般最常见的原因是泪道狭窄和泪道阻塞。伴有分泌物多者，可能为慢性泪囊炎。

2. 什么是"红眼病"？

答：一般指的是急性或亚急性细菌性结膜炎（acute or subacute conjunctivitis），又称急性卡他性结膜炎，俗称红眼病（图6-7）。其传染性强，多见于春秋季节，可散发感染，也可流行于学校、工厂等集体生活场所。发病急，潜伏期1～3天。最常见的致病菌

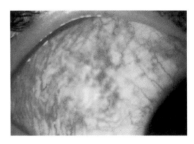

图6-7 红眼病

是肺炎双球菌、金黄色葡萄球菌和流感嗜血杆菌。

3. 沙眼是怎么一回事？

答：沙眼是由沙眼衣原体引起的一种慢性传染性结膜角膜炎，因其在睑结膜表面形成粗糙不平的外观，形似沙粒，故名沙眼。沙眼衣原体多数情况下感染眼、鼻咽部、子宫颈、尿道及直肠黏膜等部位。对于孕妇，沙眼衣原体可累及其子宫颈的柱状上皮细胞，很少累及阴道鳞状上皮细胞，还可逆行感染子宫内膜，损伤胚胎，可造成死产、早产、胎膜早破等。新生儿在通过感染衣原体的母亲产道时，可感染衣原体引起结膜炎和肺炎。

4. 什么是飞蚊症？形成飞蚊症的主要原因是什么？飞蚊症怎么治疗？

答：飞蚊症是指眼前有飘动的小黑影，尤其在看白色明亮的背景时症状更明显，可伴有闪光感。玻璃体液化和后脱离是形成飞蚊症的主要原因。飞蚊症是由于近视或者眼球退化、玻璃体液化的一种表现，一旦出现就很难恢复，用药的效果也仅仅只是延缓病情的发展。但是要注意的是，若飞蚊症在短时间症状加重，视力下降快，需尽早到医院就诊进行眼底排查。

5. 视网膜脱离有哪些早期症状？

答：发病初期有眼前漂浮物、闪光感及幕样黑影遮挡，并逐渐变大。视网膜脱离累及黄斑区时，会伴有视力下降。脱离的视网膜呈灰白色隆起，波浪状起伏不平（如图6-8）。

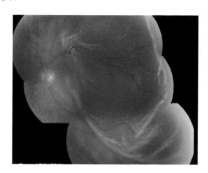

图6-8　左眼视网膜脱离

6. 眼睛不舒服，医生开了滴眼液，我每次多点几滴，是不是效果更好？

答：不是的，人眼结膜囊泪液的容量最多为 $10\,\mu L$，而滴眼液每滴为 $30\sim50\,\mu L$，点一滴仅有部分眼药保留在眼结膜囊内。而且，正常情况下，泪液每分钟约更新16%，滴眼4分钟后，只有50%的眼液留在泪液中。

参考文献

［1］唐仕波，唐细兰．眼科药物治疗学［M］．北京：人民卫生出版社，2010．

［2］John V. Forrester，Andrew D. Dick，Paul G. Mc Menamin. 眼科基础医学［M］．王宜强，刘廷，译．3 版．北京：人民军医出版社，2010．

［3］袁南荣．医疗机构医务人员三基训练眼科分册［M］．南京：东南大学出版社，2005．

［4］Justis P. Ehiers，Chirag P. Shan. WILLS 眼科手册［M］．曲毅，魏奉才，译．5 版．济南：山东科学技术出版社，2009．

［5］赵堪兴，杨培增．眼科学［M］．8 版．北京：人民卫生出版社，2013．

［6］赵家良．眼科临床指南［M］．2 版．北京：人民卫生出版社，2013．

［7］赵家良．眼科诊疗常规［M］．北京：中国医药科技出版社，2012．

［8］宋琛，马志中．眼科手术学［M］．2 版．北京：人民军医出版社，2008．